Think Yourself Happy

The Simple 6-Step

Programme to Change Your Life

from Within

成就快乐的自己

[英] 瑞克·诺里斯（Rick Norris） 著

张歆彤 译

山西出版传媒集团 山西人民出版社

图书在版编目（CIP）数据

成就快乐的自己 ／（英）瑞克·诺里斯著；张歆彤
译. —— 太原：山西人民出版社，2019.12
ISBN 978-7-203-11057-6

Ⅰ．①成… Ⅱ．①瑞… ②张… Ⅲ．①心理保健－通
俗读物 Ⅳ．①R161.1-49

中国版本图书馆CIP数据核字(2019)第236046号

著作权合同登记号：图字 04-2019-007

© Rick Norris, 2010

This translation of THINK YOURSELF HAPPY: THE SIMPLE 6-STEP
PROGRAMME TO CHANGE YOUR LIFE FROM WITHIN is published by
Beijing Han Tang Zhi Dao Book Distribution Co., Ltd. by arrangement with
Oneworld Publications through Bardon Chinese Media Agency.

成就快乐的自己

著　者：	（英）瑞克·诺里斯
译　者：	张歆彤
责任编辑：	王新斐
复　审：	刘小玲
终　审：	梁晋华
出 版 者：	山西出版传媒集团·山西人民出版社
地　址：	太原市建设南路 21 号
邮　编：	030012
发行营销：	010-62142290
	0351-4922220　4955996　4956039
	0351-4922127（传真）　4956038（邮购）
天猫官网：	http://sxrmebs.tmall.com 电话：0351-4922159
E－mail：	sxskcb@163.com（发行部）
	sxskcb@163.com（总编室）
网　址：	www.sxskcb.com
经 销 者：	山西出版传媒集团·山西新华书店集团有限公司
承 印 者：	北京玺诚印务有限公司
开　本：	787mm×1092mm　1/32
印　张：	7.75
字　数：	150 千字
版　次：	2019 年 12 月　第 1 版
印　次：	2019 年 12 月　第 1 次印刷
书　号：	ISBN 978-7-203-11057-6
定　价：	38.00 元

献给这些年来我有幸帮助过的每一个人。你们都勇敢地面对了心中的恶魔，变得更加强大。向你们致敬。

目 录
CONTENTS

1 引言

001 **第一步**：明白你不是一个人

035 **第二步**：了解消极心态是如何运作的

073 **第三步**：理解人为什么要接纳自己

109 **第四步**：运用积极心态

157 **第五步**：控制可以控制的，忽略不能控制的

195 **第六步**：学习如何继续前进

225 总结

229 后记 海滩上的玻璃

233 致谢

235 注释

引言
Introduction

如果你不满于现在的生活，本书可以帮助你。本书简单解释了压力、焦虑、抑郁产生的原因，提供了大量实用的练习、技巧和方法，帮助你战胜压力、焦虑和抑郁。当你掌握了从内心改变生活的六个步骤，对生活的方方面面都会感到更加满意。

在我最喜欢的电影《虎豹小霸王》（*Butch Cassidy and the Sundance Kid*）中，影片开始前屏幕上有这样一句话："接下来你将看到的大部分内容都是真实的。"本书也是如此。作为一名心理学家，多年来，我接待了大量来访者，为他们提供心理咨询服务，他们都承受着不同形式的压力、焦虑和抑郁。我把其中一些故事记录在这里；这些故事是真实的，但为了保护来访者的隐私，我修改了一些细节。书中的每一个故事都基于真实的生活经历；希望读者能更容易理解，产生共鸣。

本书使用方法

这不是一本理论教科书，而是一个实用的工具，帮助你思考生活。大胆一点：不要害怕在书上写写画画。划出让你有共鸣的部分，标注出你以后想再回顾回顾的地方，边读边记录你的想法，利用好每个步骤后的总结部分——这能帮助你加深理解和记忆。花点时间完成书中的练习，完成后再回过头来看看它们，对比之下可以发现自己的进步。因此，本书是你个人专属的，书中的问题会鼓励你更加真实地看待自己。你也可能得到一些意想不到的结果。

多年来，我和同事格林·莫里斯（Glyn Morris）的数千名来访者使用了这些技巧，均取得了成效。为什么这些技巧如此有效？有三个原因：首先，通过简单的解释，人们清楚地知道自己的大脑是如何运作的。其次，练习和技巧很实用，而且很容易完成。最后，也是最重要的一点，来访者经常练习这些技巧。如果你遵循这些原则，它们对你也会很有效。但是，请记住，本书不是魔法药水。要有耐心：如果你已经有好几个月甚至几年都不快乐了，那么你需要练习一段时间才能取得效果。最终你将学会所有的步骤，成就快乐的自己！

紧张、焦虑、抑郁往往是一种非常孤独的体验。然而，正如我们将在第一步中所看到的，在现实生活中，很多人都遭受着心理问题的折磨。研究表明，与他人分享自己的经历能够缓解心理问题。[1] 因此，如果你有具体的问题想问我或者格林，请通过 www.mindhealthdevelopment. co.uk 网站与我们联系。我们会回复所有留言。

谢谢

瑞克

STEP 1

*Recognise that
you are not alone*

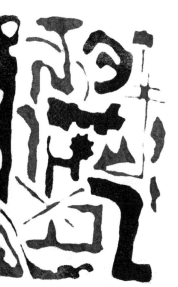

第一步:

明白你不是一个人

在电视剧《欢乐酒吧》（*Cheers*）某一集的开头，诺姆（Norm）走进了酒吧，服务员伍迪（Woody）喊道："嗨，诺姆，最近过得怎么样？"诺姆回答道："不是懦弱的胆小鬼能承受的。"诺姆说得对。生活有时令人胆怯；对每个人来说，21世纪的世界都是复杂又充满压力的。

每个人的生活中都会下点小雨

当你读这本书的时候，很有可能你对生活不太满意。你不是一个人，不管你是穷人还是富人，是黑人还是白人，是同性恋还是异性恋，你的生活中都会下点小雨。这场雨让我们感到紧张、焦虑、抑郁。

我的每一位来访者都有自己的麻烦。每当有新的来访者时，在讨论他们遇到的问题之前，我喜欢先把他们当作一个个体去了解他们。了解每个人是很重要的。每个人都是独立的个体，有独特的个性、经历和工作环境，有自己的梦想和烦恼。

● 你是谁？哪些词能恰当地描述你？

....

....

....

....

● 你是做什么工作的？

....

....

....

....

● 你生命中有哪些重要的人际关系？

....

....

....

....

● 你的社交生活是什么样的?

....

....

....

....

● 你内心深处的梦想是什么?

....

....

....

....

- **是什么阻碍了你的幸福?**

....

....

....

....

希望你能花几分钟写写这些关于自己的信息。在本书中,你会学到一些有效的步骤,帮助你更好地认识自己。有了这些知识,你能够更客观地看待自己的生活。我也会教你一些技巧,帮助你解决困难,实现目标,让梦想成为现实。

几乎所有人都有一些烦恼。尽管程度不同,但统计数据表明,压力、焦虑、抑郁非常普遍。在生活中,每六个人中有一个会遭受严重的心理健康问题的困扰[2],每四个人中有一个会患有某种形式的心理疾病[3]。可以肯定的是，几乎每个人在一生中都会经历某种形式的压力、焦虑或抑郁。不只是你有这种感觉，这是一场现代瘟疫。

◆ 当我们谈论压力、焦虑和抑郁时，我们在谈论什么

信不信由你，大约有 300 种不同类型的焦虑和情绪障碍！包括创伤后压力（post-traumatic stress）、强迫症（obsessive-compulsive disorder）、恐惧症（phobias）、惊恐发作（panic attacks）、抑郁（depression）、双相情感障碍［bipolar disorder，也称躁狂抑郁症（manic depression）］和重度抑郁症（major depression）。[4]这些专业术语很难理解，让我们来简化一下。

压力是面对挑战时的感受。一些小挑战会带来轻度压力，比如业务汇报或者第一次约会。

● 回忆你最近一次感到压力时的情景：
是什么让你感到压力？

....

....

....

....

- 当时你脑海中有什么想法？

....

....

....

....

- 你有什么生理反应？

....

....

....

....

小挑战带来的压力是暂时性的。完成挑战后，压力会逐渐消失；这是正常反应。然而，重要挑战带来的压力，可能很难成功地应对。重要挑战往往以生活事件（life events）的形式出现，比如近亲离世、失业、关系破裂、身患重症或身体受到重创。一些生活事件可能总体上是积极的，我们会期待孩子的出生或乔迁新居，但这些事情本身也会带来压力。

● 回忆你最近经历的一个生活事件，当时你有什么感受？

....

....

....

....

● 那件事持续了多久？是如何影响你接下来的生活的？

....

....

....

....

　　大多数时候，我们可以合理化解压力，但某些情况下，我们不堪重负，可能因为要同时面对很多个生活事件，也可能因为某个似乎永远也不会结束的生活事件。在稍后的章节中，我们将详细地研究生活事件，理解为什么会发生这种情况。

　　焦虑是一种担忧或恐惧的感觉。面对挑战时感受到的压力会产生焦虑。从很多方面来看，面对挑战时，产生适度的焦虑很正常，是健康的反应，它帮助我们做好准备，迎接挑战。然而，焦虑症患者感受到的焦虑非常强烈，或是焦虑持续很长时间，这会导致更严重的反应。

- 回忆一个你感到非常害怕或担忧的时刻，是什么让你产生了强烈的恐惧感？是某种特别的东西吗，还是一种弥漫性的无法摆脱的焦虑？

....

....

....

....

- 那时你有什么生理反应？

....

....

....

....

　　焦虑症可以是急性的，也可以是慢性的。急性焦虑通常由某种特殊的场景触发，可能出现非常严重的症状，比如惊恐发作。虽然它看起来会一直持续下去，但一般情况下，急性焦虑的症状不会持续很长时间。奥运会场地自行车金牌得主克里斯·霍伊（Chris Hoy）就是一个很好的患急性焦虑症的例子。在职业生涯早期，他深受表演焦虑（performance anxiety）的困扰；重大比赛前，他会恐慌，担心自己够不够优秀，是否能达到所有人的期望。他的手心出汗，腿不停颤抖，巨大的恐惧笼罩着他。然而，使用了与本书所介绍的类似的技巧，克里斯克服了急性焦虑。

患有慢性焦虑的人会经历长期的恐惧和忧虑。他们的反应没有患急性焦虑的人强烈，但持续的时间要长得多。慢性焦虑通常没有特定的诱因，它可以是一种普遍的感觉，通常被描述为自由浮动性焦虑（free-floating anxiety）。我的一位来访者英迪拉（Indira）曾表现出自由浮动性焦虑的症状。没有什么特别的事情直接引起她的焦虑；她只是为工作、家庭、个人生活中的许多事情感到担忧。

抑郁是一种精神状态，而不是特殊的感觉。抑郁会长时间、显著降低生活的乐趣，同时，让人无法想象幸福的未来。严重抑郁的人感受不到任何快乐，常常失去一切希望。

- 你有过抑郁的经历吗？你知道是怎么开始的吗？

  ....

- 抑郁持续了多长时间？

  ....

- 抑郁怎样影响了你生活的其他方面？

  ....

  ....

  ....

  ....

抑郁可以随着时间的推移而发生，也可以由生活中的重大事件引起。伊蒙（Eamon）40岁了，他的妻子死于车祸。他在全职工作的同时还要照顾三个孩子。不出所料，可怜的伊蒙抑郁了，他努力接受这个艰难而痛苦的事实，但发现自己很难找到任何乐趣。

下面两点结合在一起会让人产生抑郁的心理状态。首先，一遍又一遍地回味消极的想法（消极内省）。其次，不做事情了，特别是那些曾经喜欢的事情。被诊断出患有严重抑郁症的人通常会花几个小时躺在床上或坐在家里不停地思考消极的想法。

焦虑程度的增加会导致抑郁症和焦虑症。然而，不抑郁也可能患焦虑症。同样，不焦虑也可能患抑郁症。如果真的很不幸，可能同时患焦虑症和抑郁症。

大脑如何应对有压力的挑战

完成了前文中面对压力、焦虑、抑郁时内心感受的练习，你一定已经写下了经历这些情绪时你的生理和心理反应。

我的同事格林用他称为"穴居人戴夫"（cave man Dave）的人物解释大脑是如何应对有压力的挑战的。如果戴夫外出觅食时遇到了危险的野兽，大脑会激活交感神经系统（sympathetic nervous system, SNS），分泌肾上腺素，作用于全身。身体因肾上腺素产生的反应——一般称为"战斗或逃跑"（fight or flight）——会帮助戴夫与野兽搏斗，或者逃跑。一旦戴夫安全逃离或是杀死了野兽，交感神经系统便不再起作用，肾上腺素水平也随之下降。

有些压力和焦虑是我们每天面对挑战时的正常反应。正如我们从穴居人戴夫身上看到的，这些反应能帮助我们有效地应对挑战。然而，在现代社会中，我们面对的大多是复杂的心理挑战（而不是简单、直接的生理挑战，比如被野兽追赶），会让我们忧虑很长时间，因此交感神经系统很难关上。在前文的焦虑练习中，我让你回想一个感到害怕或担忧的时刻。开始回忆时，交感神经系统可能已经开始分泌肾上腺素了。记忆越鲜活，分泌的肾上腺素越多。

- 回忆一个你完全放松下来、感到快乐的时刻——可能是漫步在乡间小路或是与家人朋友共度美好时光. 花三四分钟回忆你看到、听到、闻到、摸到或尝到的东西(闭上眼睛可能有所帮助).

  ....

  ....

  ....

  ....

- 请描述你此刻的情绪. 你感觉怎么样?

  ....

  ....

  ....

  ....

当心里放松,感到积极向上,或者参加有趣的活动时,副交感神经系统(parasympathetic nervous system, PNS)

会分泌神经递质，比如血清素和去甲肾上腺素，让人产生积极的情绪。简而言之，副交感神经系统分泌那些让我们"感觉良好的物质"。

交感神经系统和副交感神经系统不能同时起作用，我们不能既感到紧张又觉得放松！如果我们经常面对挑战，感到紧张、焦虑，就会激活交感神经系统，抑制副交感神经系统。随着交感神经系统的激活，肾上腺素遍布全身。这意味着副交感神经系统被锁住，神经递质的分泌也随之减少。

如果承受了大量压力，交感神经系统持续激活，我们最终会产生焦虑性障碍或抑郁，心理和生理都受到影响。心理影响包括一连串问题，比如非理性的担忧和恐惧；无法集中注意力；经常出错，哪怕是完成简单的任务；因为一点小事就产生强烈的负面情绪，比如愤怒或悲伤；麻木，没有任何感觉；想要自杀。生理的症状也各不相同：失眠、食欲不振、皮肤病、免疫系统衰竭（患传染病的风险增加）和高血压。甚至心脏病和癌症也被认为是心理疾病的症状。

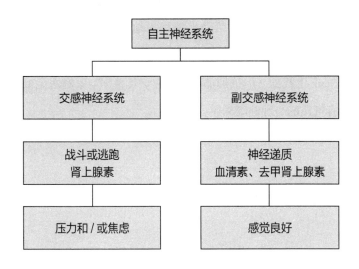

如果感到紧张、焦虑、抑郁，我们可能会看医生，这没什么好奇怪的。每年，数百万人因为心理问题看家庭医生——这进一步证明了你不是一个人。医生们经常开抗抑郁的药物来帮助病人，但你要知道，抗抑郁的药物只能治疗大脑内化学物质失衡，不能解决问题的根本：消极的思维模式。虽然短期内，抗抑郁药物会让人们的状态变好，但这不是长久之计，也不能过度使用这些药物。面对心理问题，最有效的长期解决方法是学习本书中介

绍的步骤，它们能帮助你更积极地思考。更多关于抗抑郁药物的信息可以在网站 www.mindhealthdevelopment.co.uk 上找到。但抗抑郁药物不应该代替你与家庭医生或有资质的心理健康从业者的讨论。

为什么有些人容易遭受压力、焦虑、抑郁的困扰？

理解大脑的作用机制，知道它是如何应对有压力的挑战的，这非常重要，但把焦虑性障碍或抑郁仅仅视为化学物质失衡导致的则有些片面。[5]虽然化学物质失衡会引起焦虑和抑郁，但心理因素和遗传因素也会同时产生影响。有些情绪障碍是遗传性的，但即使是遗传了情绪障碍倾向的人，也只有在遭遇了重大的负面事件时才会出现心理问题。[6]那些童年时经历过严重负面事件的人，在之后的生活中似乎更容易出现心理问题。

- 回忆童年和青少年时期，你有过哪些积极的经历？

  ....

  ....

  ....

  ....

- 你在童年和青少年时期经历过什么挑战或困难？

  ....

  ....

  ....

  ....

◆ 威胁敏感性（Threat sensitivity）

作为一名心理学家，我发现很多来咨询的人（尽管不是所有人）在童年时期都经历了一些困难。因而，在童年或青少年时期变得"对威胁敏感"。一般情况下，我们在童年不会经历严重的生活事件，或者，即使经历了，在父母的保护下，很有可能也只受到相对较少的伤害。然而，有时候，孩子在负面经历中深深地受到了伤害，又无法用语言表达出来，因此，对威胁更加敏感。从幼年开始，对威胁敏感的人更容易注意到生活中潜在的消极方面。虽然每个人都经历过生活事件（每个人的生活中都会下点小雨！），但对威胁敏感的人受到的影响更大，他们也更难度过那段日子。同时，他们更容易遭受压力、焦虑、抑郁的困扰。

我注意到对威胁敏感的人在童年时期似乎都有过以下三种经历中的至少一种。第一种是父母的影响。他们的父母对威胁敏感，无论这种倾向是先天的还是后天的，都会对孩子造成影响。对威胁敏感的父母会把这种倾向遗传给孩子（先天），或者反复告诉孩子要小心，提醒他们某些事情的危害，通过这种方式影响孩子（后天教养）。

第二种是经历了某种生活事件，在一段时间内产生了一般性焦虑：糟糕的父母离异、父母中有人去世或重病、多次搬家或转学。

第三种是在童年或青少年时期经历了非常痛苦的事情，比如精神虐待、身体虐待或性虐待，造成了巨大的心理创伤。这些创伤与生活事件截然不同。虽然生活事件通常让人感到难过又紧张，但它们经常发生。而创伤则是由变态或反常的经历造成的，不难理解为什么创伤经历会造成对威胁敏感。

以上三种经历，如果你在童年和青少年时期曾经历过任意一种，那么你可能更容易受到心理问题的困扰，虽然你并没有做错任何事。在第三步中，我们将更详细地介绍其中的缘由。

一场 21 世纪的瘟疫？

尽管对威胁敏感的人更容易受到心理问题的困扰，但这并不能解释为什么心理问题如此普遍。要理解这一点，我们需要看看环境因素。心理问题能成为 21 世纪的瘟疫，环境因素难辞其咎。

◆ 压力与工作

就在 20 世纪 50 年代，人与工作之间的关系还很简单，一个人在一家公司工作一辈子的情况是相当普遍的。那时，可选择的工作机会不多，人们工作的主要目的是谋生。到了 21 世纪，情况则大不相同。最近的数据统计表明，接受过社区大学教育[1]的美国人在退休前平均会换 11 次工作。[7]虽然换工作的原因有很多：升职、对工作不满意、辞职或被解雇。但总的来说，21 世纪的职场远没有 20 世纪 50 年代时稳定。

---

[1] 社区大学是美国教育体系的重要组成部分，提供两年制的初级高等教育。社区大学同时提供通识教育的学分课程和职业培训课程，学生毕业后获得副学士学位，可以直接就业或转入四年制大学。超过 50% 的美国人就读社区大学。（本书页下注释均为译者注）

- 你目前的工作是什么?

....

....

....

....

- 你在这个工作岗位工作了多长时间? 上一份工作你做了多久?

....

....

....

....

- 你喜欢这份工作的哪些方面?

....

....

....

....

● 你不喜欢这份工作的哪些方面？

....

....

....

....

● 过去的一年中，你休过几天病假？

....

....

....

....

在 21 世纪，压力、焦虑、抑郁似乎主要是由工作导致的。有证据表明，现代的工作环境比以往任何时候都更安全，相较而言，我们的工资也比我们的父辈、祖父辈高得多。尽管如此，员工的因病缺勤率仍逐年升高，这令人感到担忧。日本的一项研究表明，周一早晨，这个人们准备开启新一周工作的时候，心脏病发作的比例出奇得高。[8] 有些人一想到又要开始新一周的工作，就感到压力倍增，从而导致血压大幅上升，引发心脏病。

如果你因为精神紧张而休假，下面的例子也同样说明不只是你有这样的经历。最近的一份报告显示，精神状态不佳是英国企业中员工休病假的第二大原因。[9] 有意思的是，一项调查指出，工作本身就是一种重要的压力来源，14% 的在职人士曾因工作压力太大而生病。[10]

即使我们真心喜欢自己的工作，也很难在工作和生活间保持平衡。而在 20 世纪 50 年代，平衡工作与生活就容易多了；身处 21 世纪，想要划出工作与生活的边界异常艰难。一个主要原因是科技进步。和从前相比，现在别人太容易联系上我们了：带着手机，不管在哪里，同事都能轻而易举地打来电话，询问问题；带上笔记本电脑和其他能够快速联网的设备，我们随时随地都能工作。很多来访者都曾告诉我，能承受工作压力的唯一方法就是把工作带回家。然而，虽然我们很容易把难以平衡工作和生活的原因归咎于雇主的期望，很多人还是想在家工作。[11]

来访者盖伊（Guy）是一名 IT 主管，他的家和公司都在伦敦郊外。他向老板提议每月在自己位于西班牙的度假小屋办公一周。在西班牙，他的手机也能接通，网速也很快，不管什么时候，他都能参加电话会议，如果要求他马上回到英国，附近有不少机场，每天都有几次回英国的航班。遗憾的是，盖伊的老板拒绝了他的提议，因为他无法忽略这样一个事实：如果盖伊在度假小屋，那么他一定是在度假，而不是工作。这个例子强调了在工作和生活之间保持平衡是多么复杂，如果处理不好，很容易产生压力、焦虑、抑郁。

◆ 家庭生活和社区的变化

有时很难分清是工作压力影响了生活，还是生活中的压力影响了工作，或是两者相互影响。可以明确的是，21世纪的生活错综复杂，每个人都深受影响。

- **你住在哪里？**

  ....

  ....

  ....

  ....

- **你和谁住在一起？**

  ....

  ....

  ....

  ....

- 你在这儿住了多长时间？

....

....

....

- 你对邻居们了解多少？

....

....

....

....

- 你对街坊四邻有多友好？

....

....

....

....

20 世纪 70 年代以来，家庭和社区生活发生了巨大的变化。现在的社会流动性更强。社会评论家认为，即使是 20 世纪 70 年代联系最不紧密的社区，在 21 世纪的标准下，也会被看作团结的社区。20 世纪 50 年代，家庭成员——祖父母、姑母、叔父、兄弟姐妹——一般都住在本地，大部分住在同一条街上，有些住在一起；如今，家庭成员分散在不同的国家甚至不同大洲。过去，居住在同一地区的人通常在同一家公司或工厂工作；如今，人们从郊外的住宅区到大城市内成百上千的工作地点上班。过去，街道上的房屋都背靠背排列，左邻右舍的距离很近，这促进了社区精神的发展；如今，随着这些房屋的拆毁，许多社区都不复存在。

也许心理健康问题增多的最重要的一个原因是关系的破裂。现在，分居和离婚比以往任何时候都要普遍。1961 年，英国仅有 2.7 万多对夫妇离婚；到了 2008 年，这一数字增加为 13.6 万。不仅离婚率增加了，结婚的数量也在稳步下降，从 1972 年超过 48 万对的峰值降至 2008 年的 27 万对。同一时期，人口数量从 5600 万增加到 6200 万，很明显，21 世纪的亲密关系远没有之前稳定。[12]

对"你住在哪里"这个问题的回答可能会印证这些统计结果。你的答案与你的祖父母，甚至是你的父母在你这个年纪给出的答案可能大相径庭。

- 回想你儿时住的房子、家人和邻居，与现在有什么不同？

  ....

  ....

  ....

  ....

◆ 期待值更高

心理健康问题似乎成了一个全球性问题。超过 25% 的人口可能会遭受某些心理健康问题的困扰，不论是在发达国家还是在发展中国家。[13] 在西方，抑郁似乎与更高的、不切实际的期望有关。我们什么都想要，而且立刻就要得到！

21世纪的发达国家，能够轻易满足人们大多数基本需求。即使没有工作能力，由于有社会福利和社会保障，很少有人会饿死或无家可归。因此，我们的期望值更高了。我们想要迷人的、有趣的伴侣，和他/她拥有完美的关系；想要彬彬有礼的可爱的孩子；想要宽敞的房子；想要一辆新车；想要每年到国外度几次假；想要高薪的工作；想要能一起玩的朋友。除了有形的奖励，我们还希望得到赞赏、尊重和关心；希望能为他人提供意见；希望能参与决策，如果它们会影响我们的生活；希望有机会培养、发挥自己的才能，为社会创造价值，有所作为。遗憾的是，上帝没有赋予我们完成上述任何一项的权利。当这些（有时是不现实的）期望没得到满足时，我们可能会焦虑、抑郁。更加理性的生活预期能帮助我们成功；我们更有可能实现它们，因此对生活更满意。

- 你所有的期望都是合理的吗？哪些可能是不切实际的？

....

....

....

....

"第一步"的总结

如果你正在遭受压力、焦虑、抑郁的困扰，你不是一个人——心理状态不佳是很常见的。我们生活在复杂的 21 世纪，尽管已经发现了约 300 种精神疾病，大脑对挑战的反应仍然和穴居人戴夫一样。虽然每个人的交感神经和副交感神经系统结构相同，但有些人对威胁更敏感，因此更容易出现心理健康问题。某些基因和心理因素解释了为什么某些人对威胁更敏感，而环境因素解释了为什么我们现在所处的 21 世纪可能让人对威胁更敏感。

每个人的生活中都会下点小雨

如果你对生活不满意，你不是一个人。每个人的生活中都会下点小雨，正是这场雨，让我们感到紧张、焦虑、抑郁。压力是面对挑战时的感受。焦虑是一种担忧或恐惧的感觉，挑战带来的压力会导致焦虑。与焦虑症不同，适度的焦虑是很正常的。抑郁是一种精神状态。抑郁者在很长一段时间内，感受到的生活乐趣显著降低，或是无法想象幸福的未来。

大脑如何应对有压力的挑战

自主神经系统分为两部分：交感神经系统和副交感神经系统。如果交感神经系统持续激活而副交感神经系统持续被抑制，就会导致化学物质失衡。

为什么有些人容易遭受压力、焦虑、抑郁的困扰?

如果童年时经历过以下三种情况中的至少一种，可能会对威胁敏感：对威胁敏感的父母的影响、生活事件和心理创伤。

一场 21 世纪的瘟疫?

压力和工作：难以保持工作和生活的平衡导致了心理健康问题的增加。家庭和社区生活的变化，大大减少了饱受心理健康问题困扰的人们所获得的支持。更高的期待值：不切实际的期望使我们失败，导致压力、焦虑、抑郁。

在下一步骤中，我们要看看屈服于 21 世纪的压力时，我们的大脑中发生了什么。

STEP 2

*Understand how your
negative mind works*

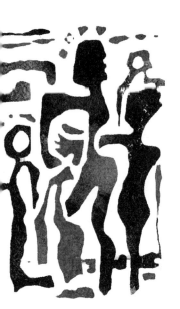

第二步:

了解消极心态是如何运作的

威胁敏感性与压力、焦虑、抑郁有关，那么消极心态是如何运作的呢？

大脑：DVD 库和 DVD 播放器

大脑在潜意识和显意识两种层面上运作。潜意识好像是一个放满 DVD 的图书馆，我们的记忆和想法记录在 DVD 中，存放在架子上。显意识则像是 DVD 播放器，播放储存的记忆和想法。大多数心理学家都相信永久记忆（permanent memory）的理论，即人们经历的一切都储存在大脑的潜意识库中。然而，记忆恢复系统不太好用，对于某次回忆，我们经常需要努力回想。

- 15 年前你过得怎么样？住在哪里？

....

....

....

....

- 那时你的家是什么样子的？

....

....

....

....

- 你当时做什么工作？

....

....

....

....

- **那时谁是你的老板 / 最好的同事？**

  ....

  ....

  ....

  ....

- **你当时开什么车？**

  ....

  ....

  ....

  ....

为了回忆 15 年前的事，你在记忆库里翻找那时录制的 DVD。你可能已经很长时间没有重温这些记忆了；它们可能与你现在的生活没什么特别的关联。越是与现在的生活有关的 DVD，就越有可能被回放。然而，如果你正在听收音机，听到了一首 15 年前流行的歌曲，你可能会立即想起那段时间的记忆。记忆库的架子上堆放了很多DVD，有时，我们需要一个诱因来回放某段特殊的记忆，不管这诱因是显意识的还是潜意识的。而流行歌曲常常就是这个诱因。

记忆库的 DVD 中储存的记忆有些是积极的，有些是消极的，更多是中性的。遇到困难的、让人烦恼的问题时，我们倾向于回放与问题有关的消极记忆。如果压力持续存在，一段时间后，我们会发现，回放积极的记忆变得越来越难。不断重播消极记忆会引起化学物质失衡，正如我在第一步中提到的。举个例子，假设你刚刚失业，现在脑海中大部分想法都是消极的，这很容易理解。这些想法可能有：担忧财务状况，害怕找不到工作，家庭压力增加，因为失业而自卑。

- **想想现在困扰你的事情：你脑海中回放的记忆是什么？**

....

....

....

....

- **回放这些消极记忆时，你有什么感觉？**

....

....

....

....

消极记忆很快就频繁出现，变成了停不下来的侵入性想法。这些想法由诱因触发，后者可能是显意识的，也可能是潜意识的。显意识的诱因很明显：比如，失业者听到"工作"这个词时，就会想到自己没有工作。有时我们会无来由地回想起消极记忆；这种诱因就是潜意识的。

莫琳（Maureen）的经历就是潜意识触发消极记忆的例子。莫琳之前在一家大医院的急诊室工作，工作繁忙，压力很大。最终，她跳槽了，新单位是当地政府的住房服务部门。然而，上班第一天，她的脑海中一直萦绕着上一份工作的消极记忆。几乎每天早上都会发生这种现象。但随着时间的推移，那些想法不那么有侵入性了。一段时间后，莫琳发现了触发这些消极记忆的诱因，它潜伏于潜意识中：当地政府部门使用的清洁剂与医院使用的地板清洁剂品牌相同。刚打扫过的地板的气味唤起了她潜意识中对医院的回忆。

◆ 没有随机想法这回事！

• 快速写下一些像是随机想起的东西.

....

....

....

....

- 想想这些东西是怎么来的；它们与什么有关？

....

....

....

....

- 它们与你今天的某个想法有关吗？

....

....

....

....

- 它们与你当时所处的物理环境有关吗，比如某些你看到、听到或闻到的东西？

....

....

....

....

大多数记忆的播放是由其他事物引起的，可以是其他记忆或是我们感觉到、看到、听到、品尝到的东西，或者像莫琳经历的那样，是闻到的东西。但大多数情况下，我们并没有意识到是什么唤起了记忆。

不管记忆以何种方式触发，我们发现有时很难按下播放器的停止键，取出存有消极记忆的 DVD。这些不断回放的侵入性记忆开启了消极的思维模式，最终，产生了对未来的消极"记忆"。简而言之，如果总是担心过去发生的负面事件，我们就更有可能担心未来。当我使用"记忆"这个词的时候，它既可以指过去发生的事件，也可以指未来可能的结果。

大脑过滤器

在显意识和潜意识之间，有一簇脑细胞——网状激活系统（reticular activating system, RAS）——负责将潜意识里的相关记忆"筛选"出来，放到显意识的播放器中。

用最快的速度数出下图有多少个字母 D。

D	G	O	D	O	C	G	D	O	G
O	C	D	C	O	G	G	O	G	C
D	C	D	O	O	C	Q	G	G	D
O	C	G	D	O	O	O	G	G	D
O	Q	O	G	D	C	G	G	D	C
G	O	G	G	O	C	D	C	O	O

正确答案是 12 个。如果答对了，表扬一下自己。

● 不看图片（不要作弊！），你还记得图片中有多少个不同的字母吗？

....

● 你记得哪个字母出现的次数最少吗？

....

● 这个字母大概出现了几次？

....

对照图片检查你的答案。

网状激活系统是非常强大的机制。你快速扫过图片，看到了每一个字母，把它们存放在了潜意识中。然而我们能够确定的唯一通过了网状激活系统的筛选而进入显意识的字母是 D。通过数字母的个数，我启动了你的大脑过滤器，让字母 D 进入你的显意识。其他问题的答案是否正确由通过大脑过滤器的内容决定。你看到了所有其他的字母，但你可能没在意。如果你正要卖房子，你会留意每一个"出售"的标志。如果你在备孕，你会留意每个带着小宝宝的妈妈。如果你正努力攒钱买一辆新款红色跑车，你会留意路上每一辆红色的跑车。

除了视觉，所有感官接触到的东西似乎都能通过过滤器的筛选。我和朋友坐在人来人往的咖啡厅里，我向她描述网状激活系统是如何工作的，她聚精会神地听着。越过她的肩膀，我看到邻桌有一位带着婴儿的女士。几分钟前，婴儿哭了起来，妈妈把他摇睡着了。我问朋友刚才是否听到了婴儿的哭声。她愣了一下，说："听到了，但你提起这件事的时候，我才注意到。"婴儿的啼哭声一直在她的潜意识里，当我把她的注意力吸引到这声音上时，它才通过大脑中的过滤器。她听到了声音，但没在意。过滤器也能作用于触觉：一个熟练的扒手能够在失窃者未察觉时偷走他们的手表。扒手通过转移失窃者的注意力来干扰他们的显意识。注意力在别的事情上时，手表被拿走的感觉不会通过过滤器进入显意识，而是留在了失窃者的潜意识中。他们感觉到手表被拿走了，但没在意。

对于正感受到压力、焦虑、抑郁的人来说，过滤器的作用方式与上述过程基本相同。随着时间的推移，他们的过滤器被设定为只通过那些与麻烦有关的事情。在生活中，他们可能看到、听到、感受到积极的事情，但他们没在意，这些事情没有通过过滤器。

网状激活系统的过滤功能已经进化成为一种保护机制，帮助我们识别威胁，但如果机制失衡，就会引起问题。当过滤器正常运转时，通过的消极记忆、中性记忆和积极记忆保持着健康的平衡，我们因此受到了保护。面对威胁，适度的压力和焦虑是非常正常、健康的反应。然而，如果过滤器不能正常运转，就会对威胁过度反应，只允许负面DVD通过，DVD上记录着失败的经历或可能的威胁和危险。接着，焦虑悄然滋生，不断蔓延，焦虑的增加，导致自我怀疑，摧毁自信。

我的朋友比尔（Bill）在离婚后花了一段时间寻找新的住所。最后，他在前妻黛安（Diane）居住的村庄旁买

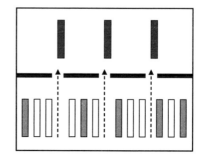

显意识（DVD 播放器）只播放与问题有关的消极记忆的 DVD

过滤器屏蔽了积极和中性记忆的 DVD

潜意识（DVD 库）存储消极记忆、积极记忆和中性记忆的 DVD

了一套房子。房子的主人是黛安的姑姑海伦（Helen）。海伦是一名园艺爱好者，几年前去世了。在屋后的草坪中央，海伦用一个漂亮的铁艺水泵和一个大石槽搭建了非常抢眼的景观。但她过世后，花园里杂草丛生。比尔决定清掉所有灌木和树木，修整一下草坪，铺上石头小路，摆上陶器，种下各种各样的植物；幸好，有他的新女友艾玛（Emma）帮他一起做这些。比尔对艾玛说，他打算把石槽和水泵送给黛安，作为她姑姑的纪念物。艾玛很惊讶，强调更换这些景观会非常贵。比尔觉得把它们送给黛安是友好的表示，因为她一直很喜欢海伦姑姑。

艾玛变得非常沉默；比尔意识到她很担心自己将水

泵和石槽送给前妻似乎就象征着他与前妻有明显的密切联系。比尔想让她相信，她对这个举动脑补太多了。最终，艾玛消除了疑虑。那天傍晚，他们在夕阳下绕着村子散步，这是他们经常做的事。后来，他们去了村子里的一家酒吧。小酌的时候，艾玛突然说："你知道这个村子里有多少台黑铁水泵吗？"她笑着细数起七八个水泵的位置，它们散布在村子的各个花园中。尽管艾玛经常在村子里转悠，之前她从来没有注意过水泵。她见过它们，但没有在意，把它们留在了潜意识里。然而，因为海伦的水泵代表了困扰她的消极的东西，这激活了艾玛的过滤器，使她有意识地注意村里所有的水泵。

潜意识非常强大，以一种近乎神奇的方式运作，尤其在我们面临迫在眉睫的危险的时候。当危险可能危及生命时，我们需要快速做出反应。这时，我们的反应是下意识的。

20世纪50年代，阿根廷车手胡安·范吉奥（Juan Fangio）在赛车界称霸，多次获得世界冠军。在一场比赛中，赛道上一个向左的急转弯处发生了意外。比赛开始几圈后，范吉奥即将到达弯道，他轻踩刹车，以正常的速度通过弯道。然而，他发现自己的脚无法松开刹车踏板。出于某些原因，在这个弯道上，他踩刹车的强度比平常猛得多，时间也长得多。转过弯道后，他看到了一场事故，几辆赛车撞到了一起。如果没有放慢速度，他会径直撞到失事的赛车上。但是，他躲过了车祸，毫发未伤，最终赢得了比赛。评论员们惊叹于范吉奥的神奇能力，即他能预料到自己没见到的意外事故。范吉奥自己也十分困惑，他不知道为什么自己踩刹车踩得比平时猛得多。他担心如果再出现类似的情况，他可能无法"预感"到，不能再一次摆脱危险。

范吉奥的潜意识注意到了某些不同寻常之处，因此他一反常态地猛踩刹车。几个月后，他醒悟过来；当时驾驶在直道上，接近左转弯弯道的时候，主看台上所有的观众都在他的右侧。范吉奥是世界冠军；他习惯了观众转过头来，看他沿着直道向前开。也就是说，观众本应该看向他们的左侧，但他的潜意识发现，观众并没有低头看着赛道，看向他的车。他感到自己被忽视了；观众的注意力集中在另一侧的弯道上，那里有什么东西吸引了他们。这个东西从高处的主看台能看到，而在下方赛道上的范吉奥却看不见。

范吉奥意识到是观众反常的目光让他猛踩刹车后，每当他在赛道上遇到急转弯时，都会有意识地运用这些信息。

自我怀疑

总而言之，网状激活系统的过滤器负责过滤进入显意识的记忆和潜意识中未被注意到的东西。遇到困难和问题时，过滤器一般会允许消极记忆进入显意识。在生活中，我们经历的积极事件和消极事件一样真实。然而，仅仅因为重要程度不同，积极经历经常被忽视。过滤掉的积极记忆和接纳进来的消极记忆越多，焦虑程度越高。不断思考消极的想法，必然会影响情绪。

消极 DVD 中存放的，往往都是我们难以应对的、让我们痛苦挣扎的记忆。不断地重放这些消极记忆，会加深焦虑，而焦虑会导致自我怀疑——不确定自己能否妥善解决遇到的问题。在第一步中，我以职业生涯早期深受焦虑困扰的自行车奥运金牌得主克里斯·霍伊为例，描述了焦虑与自我怀疑的关系。如果克里斯重放的记忆是一场表现不佳的比赛，它所带来的焦虑会使克里斯怀疑自己是否足够优秀，是否能够达到每个人的期望。

- **想一些你不太擅长的事情。**

  ....

  ....

  ....

  ....

- **当你想起这些事情的时候，你脑海中浮现了哪些记忆？**

  ....

  ....

....

....

● 如果有人让你做不擅长的事情，你有什么感觉？

....

....

....

....

● 你有多大把握能够妥善处理？

....

....

....

....

所有来访者第一次找到我的时候，都遭受着生活中某种压力的困扰，这种压力有时会导致焦虑症或抑郁症。

意料之中的是，来访者们经常能够感受到高度的自我怀疑，这影响了他们的自信。萨拉（Sarah）遭遇了一场车祸，在车祸中，她的孙女受伤了。萨拉觉得责任在她（尽管保险公司的看法与此相反），于是她对自己的驾驶能力完全失去了信心。另一位来访者彼得（Peter）感到高度焦虑，因为工作量繁重，老板也没有给予帮助。最终，他失去了自信，不认为自己在工作中能够做出正确的决定。

进入显意识的消极记忆越多，我们越担心在生活中出现的困难。焦虑的增加导致更深层次的自我怀疑，进而影响自信心。如果这种循环持续下去，我们最终会患上焦虑症或抑郁症。而且这种消极思维方式形成的恶性循环，会从现在持续到未来，进而会让我们无意识中造成自己的失败。

自我实现预言

如果你认为将会出现一场灾难，那么很可能事实如你所料。

如果感到焦虑或抑郁，那是因为过滤器出了问题，不能同时播放积极记忆和消极记忆，只能不断地回放过去和现在的消极记忆。一段时间之后，我们继续处于痛苦中，而过滤器不断播放消极记忆的效率之高，会使得其在播放与未来可能的样子相关的记忆时，也以相同的模式工作。不知不觉间，我们已经认为自己会失败了。

当我们相信自己在未来会失败时，"自我实现预言"就开始了，因为我们有很多负面证据，证明了我们过去是如何失败的。在上一个练习中，我让你想一些自己不

消极思维循环

消极内省的思维模式（播放通过过滤器的消极记忆）

焦虑程度增加

自我怀疑

缺乏自信

消极的自我实现预言

擅长的事情。那时，你可能也产生了类似的反应。焦虑和自我怀疑破坏自信，让人产生失败的预期，降低了成功的可能性。实际上，由于回忆过去失败的经历，我们感到焦虑，加深自我怀疑，最后会无意识地做一些可能导致失败的事情，破坏自己努力的成果。

我曾受邀在一家跨国 IT 企业为 30 位后备人才做一次励志演讲，话题不限。我决定借此机会做个调研，看看大脑是否拥有强大的力量，能够创建消极的自我实现预言。我早早地到达会场，把房间布置成每张桌子坐 7 个人。我要求组织者将学员分组，每组有 6 名后备人才和 1 名高管。高管们坐在这里观察，以了解组内的员工。每张桌子上有 1 个盘子、1 个麦片碗、1 袋面粉、1 个马铃薯捣碎机、1 把小刀和 1 枚硬币。所有人都坐下后，我向他们介绍：我是一名心理学家，希望各位来参与一个实验。学员们的反应各不相同——有的很开心，有的很感兴趣，有的很不安，还有的想要拒绝。我继续解释道，高管们会组织这个实验：把面粉倒入麦片碗中，用马铃薯捣碎机压实。接着，把碗倒过来放在盘子上，做一个面粉"馅饼"，就像堆沙堡一样。最后，在顶端放上硬币。

然后，6名后备人才轮流切下一块"馅饼"，"馅饼"会变得越来越小，越来越不稳定。高管的任务是保证每一刀都是流畅的，直接从顶部切到盘子上，中间没有停顿。不遵守这条规则的人要再切一次。最后，硬币一定会在某个人切的时候，从顶端掉下来。对这个人的惩罚是，用牙齿将硬币从面粉中取出来。显然，他的脸上会沾满面粉。

我解释道，我们会进行3次实验，每局淘汰1个人。让硬币掉落的人不能参加下一次实验。尽管我努力不说出来，但事实是，实验结束时，每组6名员工中有3个获胜者，而3个失败者的脸上都挂着面粉！

实验开始前，我让后备人才回答下列问题：

1. 你觉得让一家优秀的IT公司的后备人才做这个实验合适吗？1表示"非常不合适"，10表示"非常合适"。

2. 对这项任务，你认为自己会表现得怎么样？1表示"不太好"，10表示"非常好"。

3. 自己脸上可能会沾满面粉，你怎么看？1表示"非常不舒服"，10 表示"无所谓"。

我强调了每个人如实填写感受的重要性，并向他们保证，所有问卷都是匿名的。实验过程中，写好答案的问卷一直放在员工们的口袋里。我们进行了 3 轮实验。最终，每张桌子旁都有 3 个获胜者和 3 个失败者。

接着，每个人都从口袋里拿出了那张写有答案的问卷。我让那些脸上有面粉的人在纸上写"L"，表示他们是失败者。那些成功躲过了满脸面粉的尴尬的人，则在纸上写"W"，表示获胜者。随后，将纸条分为获胜者和失败者两组，分别计算两组在各个问题上的平均分。

对第一个问题——这个活动的合适程度——分数显示，在实验开始前，获胜者对这项活动的态度就明显比失败者更积极。

对第二个问题——人们认为自己的表现会有多好——分数显示，在实验开始前，获胜者对自己的表现就比失败者多一点点自信。

对第三个问题——人们对脸上可能沾满面粉有什么看法？分数显示，在实验开始前，失败者就明显比胜利者更在意脸上是否沾满面粉。

看起来失败者参加实验的热情远远少于获胜者，他们更担心脸上会沾满面粉。这种担忧加深了自我怀疑的程度，并表现在行为上：他们对切"馅饼"没有信心。切"馅饼"的时候越紧张，硬币掉落的可能性越大，脸上沾满面粉的可能性也越大，因为要接受惩罚，用牙齿把硬币捡起来。

这个实验告诉我们，如果我们害怕产生消极后果，反而会下意识地增加它发生的可能性。如果过滤器被设定为注意所有可能的负面结果，身体基本上会自动地准确执行这个程序——我们造成了自己的失败。

思维谬误

为了不让自己一直回忆失败的情景，我们必须重新设定过滤器，多播放一些积极记忆来平衡消极记忆。遗憾的是，人在高度焦虑时很难做到这一点。是什么让过滤器只允许消极记忆进入我们的显意识？答案是"思维谬误"或认知偏差。[14]

思维谬误是对世界的消极假设，这些假设通常毫无根据，经不起质疑。

1. **全有或全无思维**（All or nothing thinking）：认为所有事情都非黑即白。只要有一点不完美就将其视为失败。

2. **以偏概全**（Over-generalisation）：把一次孤立的负面事件看成是永远会持续下去的失败模式。经常使用"总是"来形容消极的事情，用"从不"来形容积极的事情。

3. **忽略正面反馈**（Disqualifying the positives）：认为积极的经历不值一提："这很容易，每个人都能做到。"

4. **妄下断论**（Jumping to conclusions）：尽管缺乏事实依据，依然对事情做出消极的解释："今天，都是因为我，拖累了大家。"

5. **言过其实**（Magnification and minimisation）：放大自己的错误和别人的成就，弱化自己的成就和他人的错误。

6. 情绪化推理（Emotional reason）：认为自己的消极情绪反映了事实。

7. 强加责任（Should statements）：以这种心态要求自己时，会带来失败："我应该这么做的。"这样要求别人时，你会感到愤怒、沮丧和怨恨："你应该那么做的。"

8. 乱贴标签（Labelling and mislabelling）：一种极端的以偏概全。你不是在描述一个错误，而是给自己或他人贴上一个消极的标签："我糟透了"，"她是个白痴"。描述的语言往往带有高度的感情色彩。

9. 个人化（Personalisation）：把自己或他人看作一些外界消极事件的原因，尽管你们都无法控制事件的发展。

大卫·伯恩斯（David Burns）总结出了这些谬误，这非常有意义。[15]他还发现了另一种思维谬误，称之为"心理过滤"（mental filter）："沉溺于消极事件，忽略所有积极事件。"这与我解释的网状激活系统的过滤机制似乎有很多重合之处。然而，我不认为应该将网状激活系统的过滤机制归结为思维谬误：思维谬误使过滤机制出现偏差，只允许能验证思维谬误的负面记忆进入显意识。

我的来访者宝拉（Paula）就是一个范例，她有多种思维谬误。宝拉刚刚40出头，有两个十几岁的女儿，她们都有自残行为（她们会毫无来由地把胳膊割伤）。宝拉不明白她们为什么要这样做。她和丈夫已经尽了最大的努力，孩子们却始终没有告诉他们原因，只是说这与他们无关。宝拉说：

> 我完全不能理解。她们俩太蠢了。她们拥有一切：漂亮的房子、慈爱的父母、良好的生活水平、优秀的成绩、很多可爱的朋友。我觉得自己是个彻头彻尾的失败者。其他家长就没有这种困扰。这些天以来，孩子们好像对任何事情都不感兴趣，她们总是在吵架。比如圣诞节那天晚上，我们刚坐下来准备看电影，她们就无缘无故地大吵了一架，毁了

整个圣诞节。半小时后，我到小女儿的房间里，发现她又割伤了自己。

可怜的宝拉，显然，她非常爱自己的两个女儿，她为她们感到焦虑，这是可以理解的。但她犯了太多思维谬误，这并不能改善现有的状况。

- ● 重新读一遍上文列出的思维谬误，看看你能从宝拉的话中找出多少种

....

....

....

....

....

....

宝拉和我一起，找到了这些思维谬误：

她们俩太蠢了。宝拉知道她的孩子们不蠢；她们都是非常聪明的女孩子。然而因为沮丧，宝拉给孩子们贴上了错误的标签，告诉她们，你们太蠢了，这无异于火上浇油。宝拉调整措辞，重新表达了她的想法：她们的行为破坏性很强，好像也没什么意义。

我觉得自己是个彻头彻尾的失败者。这又是一个乱贴标签的例子，同时也犯了言过其实的错误。我们聊起这些年来宝拉为人母的经历。很明显，孩子自残是最近才发生的事，而在教育子女的许多其他方面，宝拉都非常成功。

其他家长就没有这种困扰。这犯了情绪化推理的错误。宝拉可能不认识其他有类似问题的家长，但肯定有父母有这种困扰。大部分青少年都会经历一段艰难的时光，有的还会在这段时间做出一些极端的行为。

孩子们好像对任何事情都不感兴趣，她们总是在吵架。宝拉发现这种想法犯了以偏概全的错误：孩子们觉得很多事情都很有趣，很多时候她们没有吵架。

我们刚坐下来准备看电影，她们就无缘无故地大吵了一架，毁了整个圣诞节。这句话犯了全有或全无思维和忽略正面反馈的错误，宝拉为此感到羞愧。她后来承认，总体上讲，那个圣诞节对全家人都是一次非常积极的经历。虽然小女儿确实在胳膊上割了个小伤口，但并没有因此而毁掉那一天。

宝拉的思维谬误使过滤器僵化，一提起那个圣诞节，想到的只有负面记忆。这一点在她认为女儿们"总是吵架"的思维谬误中表现得尤其明显。她越回忆孩子们的争吵，就越为此焦虑。宝拉的焦虑情有可原，因为她发现，在自残之前，孩子们通常都会发生争吵。日益增加的焦虑加剧了自我怀疑，她慢慢对自己养育孩子的能力失去信心，最终将自己描述为"一个彻头彻尾的失败者"。

因此，女儿们开始争吵时，宝拉非但没有保持冷静，反而被焦虑、自我怀疑和缺乏信心的感觉控制，对孩子们大喊"你们总是吵架"。她的女儿们大叫着回答，她们没有。这验证了宝拉的思维谬误："看，又来了，总是在吵架！"宝拉的行为引发了她和女儿们的争吵，增加了她们自我伤害的可能性。一种消极的自我实现预言出现了。

宝拉不必为女儿们的自残行为负责。显然，这是她们自己的选择。当宝拉学着改变自己的思维谬误，她发现了女儿们积极的行为，对她们也有了更积极的评价。这意味着，她能够更冷静地处理她们的争吵，降低随之而来的可能的自我伤害。

例外 —— 创伤性事件

面对挑战时，大脑内会播放许多消极记忆，增加焦虑和自我怀疑，进而削弱自信，产生消极的自我实现预言。当我们产生思维谬误时，网状激活系统的过滤器僵化，使大量负面记忆进入显意识。

关于消极思维的工作方式，有一种例外，那就是：我们非常倒霉，经历了创伤性事件。正如我在第一步中写到的，创伤性事件与生活事件截然不同；每个人都经历过生活事件，但只有一部分人受到过创伤。创伤性事件即使不是异常的，也是罕见的经历，比如被虐待，经历严重的犯罪事件、大型事故或灾难。经历创伤时，大脑通常会选择逃避，不去处理创伤性事件，以此来保护我们，避免我们受到情感上的伤害。不同于一遍又一遍地重播负面记忆，过滤器对创伤性事件采用了相反的方法，它把这些记忆单独放置在DVD库尽头高高的架子上，让它们永远不能进入显意识。这种保护在短期内可以帮助我们正常生活，但却阻止了我们找到长期解决方案。

路易丝（Louise）找我咨询的时候40岁出头。她年轻的时候，离家到艺术院校求学。学习期间，她遇到了加里（Gary），一位成功的商人，只比她年长几岁。经过短暂的恋爱，他们准备结婚。路易斯搬到了加里家，附近还住着很多加里的朋友、家人、同事。结婚的第一年，一切都很好。然而，一天晚上，加里想要做爱，但路易丝觉得太累了。加里没有尊重路易丝的意愿，反而强奸了她。随后的几个月中，加里强奸了路易丝好几次，有时非常暴力。

幸运的是，路易丝最终鼓起勇气离开了加里，搬回了父母的家。她从未告诉任何人发生了什么事。她甚至自己都不承认。她将这些特别痛苦的记忆筛选出来，单独存放在潜意识的 DVD 库尽头高高的架子上。如果她不再回放这些记忆，就可以假装这件事从来没有发生过。从某种程度上来看，这种方法相当成功；接下来的 20 年里，她一次也没提起过，也不承认它们曾发生过。然而，毫不意外的是，与加里分手后，她很难开展恋情。多年来，她对此满不在乎，反而害怕恋爱会勾起她对强奸的痛苦回忆。

当路易丝觉得她已经安全地把这段经历锁在记忆深处的架子上，她又谈恋爱了。但是，她很难体会恋爱中的美好，也无法向男友解释为什么自己在情感上难以亲近他们。解释这些意味着要承认那些痛苦的记忆。因此，路易丝经常搞砸恋情：她和男友的关系越亲密，就越有可能提出分手；或者，关系越亲密，男友越容易因她在情感上不愿变得更亲近而感到沮丧，越有可能提出分手。

后来，不知为何，可能是无意识中触发了什么，路易丝把之前被强奸的经历一股脑地告诉了一位闺蜜，这位闺蜜对事情有着敏锐的直觉。这些记忆一通过过滤器，就在路易丝的脑海中不断播放。她竭尽全力，仍然无法阻止这些记忆的播放。白天，她能控制自己的想法，然而到了夜里，她很难控制自己的潜意识，这些经历经常以噩梦的形式闪现出来。很快，她开始焦虑、苦恼、抑郁，出现这些情况并不令人意外。

咨询过程中，路易丝非常努力，想要接受曾发生的事情。这并不容易，这段路她走了近20年。现在，她明白了消极思维是如何处理创伤的：短期保护系统使她无法处理强奸事件，而在接纳这件事之前，她无法继续新的恋情。只有通过重温创伤的消极记忆，我们才能深入洞察，加深了解，面对消极情绪。如果播放这段记忆时能够播放大量积极回忆保持平衡，我们就能接受创伤，继续前进。大部分人不会经历创伤事件，如果你想要了解更多信息，请访问 www.mindhealthdevelopment.co.uk。

"第二步"的总结

消极的思维模式让我们把自己当作失败者。如果过滤器只允许消极记忆通过，自然，显意识内只能不断播放消极记忆，这会增加焦虑程度，加深自我怀疑，降低自信，最终导致消极的自我实现预言。出现这种情况的主要原因是思维谬误，思维谬误激活过滤器，让它只能注意到消极记忆。

这项机制有一个例外：经历创伤性事件。大脑想要保护我们免受创伤性事件的伤害，因此经历创伤后，大脑采取了截然不同的方法，它拒绝重放痛苦的记忆。在短期内这可能对我们有益，但长期来看，会造成心理伤害。

大脑：DVD 库和 DVD 播放器

潜意识是存储记忆的 DVD 库，显意识是 DVD 播放器。感到忧虑时，大脑会回放与烦恼有关的消极记忆。

大脑过滤器

如果联系显意识和潜意识的过滤器被设定成只注意消极记忆，大脑内就会播放大量的消极记忆。

自我怀疑

有时候，我们努力解决问题，却失败了。重放这些消极记忆，会让我们感到焦虑，怀疑自己是否有能力妥善处理问题，进而影响自信。

自我实现预言

由于大脑重播了大量过去失败的经历，我们相信在未来自己也会失败，这就是消极的自我实现预言。

思维谬误

我们对自己和他人做出消极假设；思维谬误激活过滤器，让它只能注意到消极记忆。

例外——创伤性事件

面对创伤性事件时，过滤器似乎以相反的方式运转：它把创伤性事件的记忆放在 DVD 库尽头高高的架子上，确保它永远不会进入我们的显意识。

在第三步中，我将探究为什么人们会进入消极思维循环，以及为什么在某些情况下，人们更容易陷入这样的循环。

STEP 3
Realise why you must
accept yourself

第三步：

理解人为什么要接纳自己

传说古希腊人在面临艰难的选择时，会到德尔菲（Delphi）的阿波罗神庙（Temple of Apollo）请教神谕。[1]神庙的墙上刻着"神的箴言：认识你自己"。

　　多数心理学家都认为，到了一定年龄，大约 25 岁到 30 岁，人们应该就不会有太大的变化了。诚然，像创伤性事件这样的重大情感事件会严重影响我们，但即便是这些重大事件，它们所引起的变化似乎也很短暂。最终，我们会恢复原先的范式。因此，接纳自己很重要。没有人是完美的，每个人都有优点和缺点；以平和的心态，合理看待自己的长处和不足，能够帮助我们保持心理健康。

　　"为什么人一定要接纳自己？"这个问题很棒。我们越了解自己，越容易将自己的才干充分发挥出来。我们在自己擅长的事情上投入的时间越多，就会越快乐，越满足。相反，如果在自己不擅长的领域花费大量时间，想要做得更好，结果却不甚理想。[16] 投入了大量精力，

---

[1]　传说德尔菲神谕能够预言未来。神谕通过女祭司传达。

最后只提高了一点点。这太令人沮丧了！

我们在擅长的事情上投入的时间越多，产生的积极记忆越多，潜意识库中存放的积极 DVD 越多。重播这些积极记忆的次数越多，人越有自信。然而，每个人都有弱点，在暴露弱点的事情上投入的时间越多，就越有可能感到紧张、焦虑、抑郁。

人为因素模型

每个人都会因为自身的不足，在某些情况下觉得很有压力。而有一些场合，每个人不论素质高低，都会感到压力，比如心爱的人离世。不管怎样，在生活中，我们都可能在某段时间感受到压力。人为因素模型（Human Factors Model）可以解释这一点。在这个模型中，压力一方面与客观世界有关：我们经历的事情；另一方面则来自个体内在的性格特点：是否做好了应对客观世界的准备。这两个因素相互作用，决定了我们的情绪：快乐、自信、悲伤、焦虑或是沮丧。

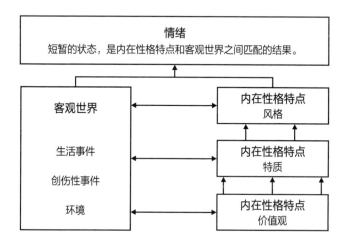

◆ **客观世界**

客观世界由三个元素构成：生活事件、创伤性事件
和环境。

生活事件

不管是谁，都会经历生活事件。生活本身伴随着很

多事件，给人带来心理上的挑战：亲人离世、换工作、生病或受伤、关系破裂。消极的生活事件通常是造成压力的外部因素。生活事件不可避免，这就是为什么我们都曾陷入过消极思维的恶性循环。很多来访者都是因为经历生活事件而变得焦虑、抑郁。他们焦虑或抑郁的源头相对比较容易找到。

由于糖尿病病变，40多岁的斯坦（Stan）很快就会失明，他正试着接受这个事实。不难理解他为什么会感到沮丧。然而，一些来访者不知道他们的消极情绪因何而来；没有明显的生活事件诱发焦虑和抑郁。答案在潜意识中，而来访者没有意识到。他们可能承受了很多轻微的压力，它们中的单独任何一种，都不足以引起抑郁。

弗朗西斯（Frances）有轻度到中度的抑郁症状，但她说不清是什么原因造成的。第一次咨询过程中，她用"有点""一点"这样的词形容生活中消极的事。她"对工作有点厌倦"，"有点担心自己的健康"，"十几岁的女儿给她带来了一点压力"，"有点担心自己的财务状况"。过了一会儿，她意识到是这些生活中的小事让她变得抑郁。她发现，如果这四件小事单独发生，每一件她都能够妥善地处理，但它们同时出现，就压垮了她。

创伤性事件

创伤性事件与生活事件截然不同；将其纳入人为因素模型是因为创伤是某些人客观世界的一部分。

环境

客观世界的第三个因素是环境。它可能时时刻刻都发生改变，加强或减弱生活事件和创伤性事件的影响。举个例子，很多人都离过婚，经历过艰难而痛苦的过程。如果经济宽裕，可以减少这些痛苦。著名企业家邓肯·班纳坦（Duncan Bannatyne）和原配离婚后提到，如果你很有钱，能够解决两个家的现实问题，离婚会轻松得多。

在能够影响生活事件和创伤性事件的众多环境因素中，财务状况只是其中一个。家庭环境也至关重要，它决定了在面对困难时，我们能够从兄弟姐妹和父母那里获得多少支持：受到辱虐的孩子如果来自温馨的家庭，他们可以向家人求助,得到家人的支持,降低辱虐的影响。地理位置在处理事件的难度上也发挥了一定作用。很多来访者都要照顾年迈患病的父母。一般说来,他们与父母住得越近,就越容易渡过难关。在工作中能获得多少支持也是加强或减弱生活事件影响的主要因素。冷漠无情、不提供支持的老板和同事,会让为困难而紧张的人更加焦虑。

- 想一件你正在经历的生活事件,大事或小事都可以.

  ....

- 想想你的财务状况、家庭、社交和工作环境:它们是如何让你的处境变得更好或更糟的?

  ....

  ....

  ....

  ....

◆ 内在性格特点

内在性格特点和客观世界共同作用，决定了我们能够应对哪些挑战：有的人能从容地面对分手，却在想到会丢掉工作时感到异常焦虑、抑郁。

我将其比作"钉子和洞"。客观世界是不断变化、形态各异的洞，我们是需要刚好能够塞到洞里的钉子。显然，对于钉子来说，某些洞的形状更合适。内在的性格特点决定了钉子的不同形状。没有人能够完满应对生活中的每一个挑战，但可以肯定的是，某些人更擅长克服挑战。到了 25 至 30 岁，钉子的形状就不会有太大的变化了。我们可能将生活的某些方面安排得井井有条，但无法有效地应对另外一些挑战。因此，了解性格特点的组成元素十分重要。

价值观

价值观是我们对世界的信念，是内在性格特点的基础。它为我们提供了一套行为准则：应该怎样与他人和社会互动。同时，价值观决定了我们对不同态度和行为的认同程度：对哪些非常认同，对哪些不能接受。

价值观从何而来？一般来说，价值观是先天和后天共同作用的结果。一些价值观遗传自父母，一些价值观受生活环境的影响。童年和青少年是价值观的形成期，到了20多岁，价值观就比较成熟、稳定了。此后的生活中，我们可能会受到严重的情感创伤，价值观出现短暂的变化。但最终，价值观会恢复到原先的范式。这具有非常积极的意义，展现了我们的复原力能有多强。

大多数时候，我们的行为与价值观保持一致。凯莉（Kelly）从小就坚信要信任他人；除非有证据，否则要相信人们已经尽了最大的努力了。在某些情境中，这是难能可贵的品质。凯莉是一位优秀的客户服务经理，因为相信员工，她坚定地授权给经验丰富的员工；她的下属也是诚实可靠的人，凯莉是圆洞里的一颗圆钉子，她信任他人的天性激发了员工们最好的一面。然而，在错误的情况下，这可能是致命的弱点。如果她的下属是不诚实、不值得信赖的人，她很可能被人利用，成为方孔中的一颗圆钉子。

- 回忆小时候，什么人或什么事影响了你的价值观？

....

....

....

- 你从生活中学到的最重要的教训是什么？是从哪儿学来的？

....

....

....

- 有没有哪句俗语能概括你的生活方式，这句话出自哪里？

....

....

....

特质

特质包括：性格，比如内向、外向；优势[17]，即与生俱来的天赋，比如分析能力、调节气氛的能力；动机，比如是否会因为自己能让事情变得更好，或因为自己能阻止事情变得更糟而受到鼓舞。和价值观一样，特质在成年之初也基本稳定了。

很多心理测试都能够测量不同的人格特质。如下图所示，在测验分数中，4分表示中度外向，与得分为7分的中度内向者相比，中度外向者更活泼、更开朗。即便如此，得分为4分的人也能够根据情况调整自己的行为；比如，在葬礼上，他们会更安静、更拘谨。我的同事克雷格（Craig）是个非常外向的人，他的测验分数为1分。在一次葬礼上，他忍不住要讲些死者的趣事。有些人很反感这种行为，认为不合时宜、不尊重死者。此时，克雷格就是圆洞里的一颗方钉子。然而，在派对上，别人就会以积极的角度看待他：因为派对需要讲笑话和段子的人。这时，他是方孔中的方钉子。

每个人都有一些突出的特质，较少受到环境的影响。

外向　←————————————→　内向

1----2----3----4----5----6----7----8----9----10

然而，许多特质没那么强烈，能够随环境调整。

- **你最突出的人格特质是什么？**

  ....

  ....

  ....

  ....

- **你有什么天赋？**

  ....

  ....

  ....

  ....

● **什么激励着你？**

....

....

....

风格

价值观和特质使我们形成了自己的行事风格。风格展示了我们的特质和价值观：我们可以看到、听到别人的风格。与价值观和特质一样，风格稳定于成人之初。有许多方法测量不同风格，例如管理风格（管理员工的方式）或处理冲突风格（处理冲突的方式）。

一些描述人们在某些情况下的行为的词语定义了风格。安吉拉（Angela）来找我咨询时已经 60 多岁了，人们称她的管理风格很"专制"。听她说话，就能想象出她对年轻同事发号施令的情景。安吉拉觉得这是让人们高标准完成任务的唯一方法。她告诉我，公司派她学习管理课程，希望她能变得更加民主和有合作精神，但她觉得很难改变。她愿意直接处理冲突；这是她性格中强势的一面。

我问安吉拉，如果有人因为粗心犯了错，可以公开斥责他吗？她停顿了一下，缓缓地摇了摇头："可能我是个老古董，但我坚信，如果有人犯了粗心的错误，应该毫不含糊地告诉他，下次他们应该会更加小心。"在这个例子中，安吉拉的价值观体现在直截了当处理冲突的特质中，反映在她"专制"的风格里。安吉拉的价值观、特质和"专制"风格都不是问题，遗憾的是，她的公司认为它们不体面。她是圆洞里的一颗方钉子；她的压力越来越大。因为无法改变风格，适应环境，安吉拉最终在公司的支持下提前退休。

- **想想你大多数时候的行为方式，你如何描述自己的个人风格？**

....

....

- **你最好的朋友会用哪三个词或短语形容你？**

  ....

  ....

  ....

◆ 情绪——一种短暂的状态

情绪是内在的性格特点与客观世界匹配的结果。情绪不是固定不变的，它很短暂，会根据我们与周围环境的相互关系而不断变化。如果我们的形状与洞的形状相匹配，我们会感到轻松自在，如果形状不对，则会焦虑不安。记住情绪是暂时的：即便是临床上被诊断为抑郁症的患者也不总是处于抑郁状态中。某些客观事件，比如爱人离世，对大部分人或多或少都会产生一些负面影响。还有些客观事件，只在与价值观、特质、风格这些内在的性格特点发生冲突时，才会产生负面影响。有些人喜欢处理冲突；有些人则不然。正应了那句话："汝之蜜糖，彼之砒霜。"

约翰（John）曾找我咨询过一段时间，那时他刚升职到新的工作岗位，正承受着巨大的压力。对约翰来说，晋升应该是一件大好事，他为此付出了艰辛的努力。然而，在这个竞争激烈的公司内，约翰成为新的团队中级别最低的人。而这个团队的文化是，如果项目进展不顺利，则鼓励管理者们在会议上互相批评。

约翰觉得很难在这样直言不讳的环境中工作。他来自一个崇尚礼貌待人、尊重他人的家庭。在他的家中，严厉批评别人是不能接受的行为。文明礼貌、尊重他人的价值观已经成为约翰身上的某些特质。他本能地希望与他人和平相处，而不是互相争吵，就像他在管理层会议上感受到的那样。约翰的老板保罗（Paul）认为："我们都是做大事的人，如果公司出了问题，我们都能接受失败，共同承担责任。"保罗似乎很欣赏冲突，他认为存在严重的分歧是健康的。几个月后，约翰觉得在这样的环境下工作非常不舒服，他觉察到保罗在怀疑他是否有能力参与管理层会议。

约翰的价值观影响了他的特质，而特质又影响了他的行事风格。遗憾的是，在管理层会议上，这种风格是无用的。约翰就像圆洞中的一颗方钉子，他在会议上越来越紧张，他的情绪受到了影响。他调取了从前参加会议时不舒服的记忆，将这些消极记忆灌输到意识中，变得更加焦虑。他开始怀疑自己是否有能力在会议中表现良好。他的自信受到了影响，潜在的危险是：担心工作能力不足的自我实现预言可能会实现。约翰犯了很多思维谬误："我在会议上好像从来没说对过"，"会议从头到尾都是一场灾难"。消极思维循环慢慢形成。我和约翰一起，找到了两个选择：离开这个圆洞、寻找一个方孔（在公司内或公司外都可以），或是改变现在的洞，让它变方，更契合自己。约翰可能还有第三种选择，就是改变自己这个钉子的形状。但是，考虑到价值观、特质和风格都是相对稳定的，尝试改变自己意义不大。

除了开管理层会议，约翰很喜欢自己的工作，所以他决定想办法改变圆洞，把它变方。约翰承认因为价值观不同，自己和其他高管不太一样。他也明白，只有在感觉忠于价值观的情况下，他才能在会议上表现良好。幸运的是，他有深厚的金融背景，擅长图表和数据分析。通过会前的充分准备，约翰可以让图表说话，利用数据，以相对客观、间接的方式得出结论。约翰没有批评销售总监没有实现销售额，而是礼貌地用数据问了一些相关的问题："数据显示，本月的平均销售额比去年同期下降了约 25%。这是因为什么？你有什么改进计划吗？"这种方式符合约翰的价值观，也能让他的老板相信，他有能力参与会议。

造成不快乐的习惯

有些人比其他人更容易受到压力的影响。我发现很多来访者都有这样一种模式：内在的性格特点让他们更容易产生心理问题。这可能是因为他们对威胁的敏感程度高于平均水平，因此，大脑中的过滤器更容易让消极记忆进入显意识，也就是说他们远比他人更容易陷入消极思维循环。

◆ 威胁敏感性

造成不快乐的第一个习惯，就是对威胁敏感（我在第一步中简要提到过）。如果早年经历过以下三种事件中的至少一种，长大后可能会对威胁敏感：对威胁敏感的父母的影响；某些诱发高度广泛性焦虑的生活事件，而且在经历时没有得到父母足够的保护；创伤性事件。威胁敏感使过滤器注意消极事件。

威胁敏感倾向可以由父母遗传给孩子，但对威胁敏感的父母可能也会说这样的话："出门在外，你千万不要……""一定要记住……"或"我不会那么做，它非常危险……"父母说这些话通常都因为思维谬误，同时也强调了这样的价值观：这是一个可怕的世界，四处都潜伏着坏人和危险，必须要处处小心。无论是先天遗传、后天教养还是两者兼有，他们的孩子都会对威胁变得非常敏感。

黛西（Daisy）是一个典型的例子，她受到了对威胁敏感的父母的影响，在之后的生活中一直遭受心理问题的困扰。黛西是一家 IT 公司的客户经理。她已经在那里工作好几年了，负责对接公司最大的客户。受到客户总监（她的上司）和几个同事的欺负，她压力太大，已经病了几周了，公司的人力资源经理将我推荐给她。虽然客户总监已经被停职了，但公司担心黛西会辞职。人力资源经理不明白为什么在所有的客户经理中，黛西会被压力压垮。她几乎是个完美的员工：几年来，她是公司最成功的客户经理，深受同事喜爱，不论是对客户还是对公司的后勤人员，她都一丝不苟。尽管如此，黛西还是对自己没有信心，这种情况开始出现的时间远早于那位恃强凌弱的客户总监加入公司的时间。

黛西的焦虑和自我怀疑从何而来？我和黛西开始咨询工作后，她告诉我，父母老来得女，她是家里唯一的孩子。在整个童年、青少年和成年之初，父母对她做的每一件事都很担心，这些担心使黛西对威胁高度敏感。

毕业后，黛西接受了教师培训，但父母担心她无法应付那些不守规矩、不服从管教的孩子，劝她从事别的职业。尽管她的父母很担心，黛西还是成功地在一所小学里教了几年书。由于表现出色，校长给了黛西很大压力，让她承担更大的责任。黛西觉得自己被欺负了。

她和父母谈到了校长给她的压力，表示想辞职，攻读工商管理硕士学位。讽刺的是，忧心忡忡的父母劝她不要放弃教师这个稳定的职业。来自校长的压力越来越大，最终，黛西违背了父母的期望，离开了教学岗位。黛西获得了硕士学位，决定在商界发展事业。她的父母担心她无法应付，再一次试图改变她的决定。

在黛西的一生中，父母对威胁的敏感影响着她，加深了她对世界的看法，即这个世界非常艰难、危险。高度的焦虑和自我怀疑导致黛西缺乏自信，很容易被校长和客户总监这类权威人士吓得信心全无。这些年来，几次疾病都是由压力和焦虑引起的。

不要断章取义地看父母的威胁敏感性。父母本能地想要保障孩子的安全。然而，如果父母一直传达负面信息——这是一个非常危险的世界，就会暗示孩子们，父母对他们没有信心，不相信他们能够战胜困难。我的同事格林有一个帮助父母评估风险的好办法：不会造成永久性伤害。如果做某件事情很有可能给孩子造成永久性伤害，那么家长应该禁止孩子这样做。负责任的父母应该找到方法，帮助孩子识别小的风险，克服小挑战，让他们找到自信，离开舒适区。

造成儿童对威胁敏感的第二种经历是诱发高度广泛性焦虑的生活事件。德尔罗伊（Delroy）自成年以来，一直在忍受焦虑症和抑郁症的折磨。11 岁时，他的父亲被诊断出癌症，在接下来的一年中，住了很久的院。最终，病情得到了缓解。尽管他的父亲活了很多年，德尔罗伊一直担心父亲的癌症会复发。他是家中独子，在父亲住院的漫长时间里，他知道自己必须挺住，成为焦虑不安的母亲的依靠。德尔罗伊的过滤器变得容易注意到生活的消极方面：童年的经历提高了他的威胁敏感性，使他在成年后更容易感到焦虑和抑郁。

造成对威胁敏感的第三种经历是早年的创伤性事件。

凯茜（Cathy）悲惨的童年经历清楚地说明了早年经受的创伤是如何增加威胁敏感性的。凯茜7岁时父母离异。她的妈妈毫无征兆地离开了家，和另一个男人住在一起。凯茜的父亲无法照顾她和弟弟杰里米（Jeremy），让他们放任自流。几年后，父亲找到了新的伴侣，他不想再和孩子们有任何牵连，他认为孩子们和叔叔婶婶在一起会生活得更好。凯茜的婶婶是个善良的女人，她没有孩子，对两个孩子视如己出。但12岁时，凯茜的叔叔性侵了她，并且这种性侵持续了很多年。凯茜总是被那些她本应该信任的人辜负。她先后被母亲、父亲抛弃，又被叔叔性侵，不难看出，她大脑中的过滤器怎样在她很小的时候就开始寻找生活中的潜在危险。

父母的威胁敏感性、广泛性焦虑和创伤性事件都能让年轻人对威胁敏感，他们的过滤器也更容易让消极记忆通过。如果一个孩子经历过以上三种事件中的任意一种，他们在以后的生活中更容易出现心理健康问题。尤其是童年时经历的创伤，非常容易造成对威胁敏感。

- 在你早期的生活经历中，过滤器是否有注意消极事物的倾向？如果有，它是如何影响你的？

  ....

  ....

  ....

  ....

- 如果你有孩子，或是年幼的侄子或侄女、外甥或外甥女，和他们在一起的时候，你会如何处理对威胁过度敏感的风险？

  ....

  ....

  ....

  ....

◆ **悲观**

造成不快乐的第二个习惯是悲观。播放未来可能会是什么样子的消极记忆会导致悲观主义：相信事情最后一定会出错。悲观主义与早逝、不良的健康状况（尤其是心理健康）和不太有成就有关。在工作、学习和运动中，乐观主义者能够承担困难、面对挑战，而悲观主义者的表现则没有那么出色，他们经常放弃。一项经典研究清楚地证明了这一点。被试者是人寿保险销售人员，他们从事高风险行业，工作中经常遭到拒绝，离职率很高，同时，如果成为行业翘楚，会获得高回报。研究显示，乐观者的业绩明显好于悲观者。[18]

然而，在某些情况下，悲观者比乐观者表现好。我曾和美国国家空中交通管制员协会（National Air Traffic Controllers' Association）的人力资源经理一起工作过。她告诉我，虽然她喜欢大部分空中交通管制员，但她发现空中交通管制员这个群体非常消极、悲观。由于悲观者非常擅于发现风险，在诸如航空交通管制等方面，他们可能表现出色。在那些出错率很小，但一旦出错，后果非常严重的事情上，悲观者比乐观者表现更好。

乐观的销售人员和悲观的空中交通管制员都是人为因素模型的有效例证：方孔里的方钉子和圆洞里的圆钉子。我们就是我们；如果接纳自己，我们就能找到自己擅长的领域，建立信心。

- **在什么情况下你变得乐观，认为事情会变好？**

  ....

  ....

  ....

  ....

- **在什么情况下你变得悲观，认为事情会变糟？**

  ....

  ....

  ....

．．

● 答案与你是否擅长做那件事有关系吗？

．．

．．

．．

．．

一般说来，乐观是种优势，因为乐观者对威胁不那么敏感。然而，盲目乐观会带来麻烦。盲目乐观（也称为"否认现实"）指拒绝承认困难，把头埋在沙子里，希望不利的情况自行消失，这在日后会产生心理问题。如果想要解决痛苦的生活事件，就要直面残酷的现实，同时保持乐观，相信做了正确的事情，情况就会有所改善。这一观念通常被称为"斯托克代尔悖论"（Stockdale Paradox），它以美国海军上将斯托克代尔的名字命名。

斯托克代尔是越战期间被俘虏的级别最高的美国海军军官。

斯托克代尔在臭名昭著的河内华卢监狱（Hoa Lo prison）——"河内希尔顿"（Hanoi Hilton）关押了 7 年。监狱的管理是残酷的：肉体折磨、在黑暗里单独监禁都是常见的手段。凭借对斯多葛哲学思想的理解，斯托克代尔活了下来。但他注意到，一些军人第一次被俘时，对他们多久能被释放抱有不切实际的乐观态度。这种盲目乐观使他们的心理健康状态迅速恶化，因为时间一天天过去，而他们仍被关押在监狱里。圣诞节来了又去，他们仍被关在监狱里。最初抱有的"圣诞节前我们都会回家"的信念受到了严重的打击。表现最好的军人是那些直面残酷现实的人——圣诞节前他们回不了家，短期内他们回不了家——但相信自己最终会与家人团聚的信念从未被放弃过。

这个例子说明了平衡的重要性。如果能在乐观和悲观之间保持平衡，我们就能理解艰难的情感脆弱状态下的悲伤，也会因此变得更加强大。尽管在某些工作中，识别细小但后果严重的风险是一项重要的能力，使对威胁敏感、悲观的人具有职业优势，但这些价值观和特质会给个人带来问题。

◆ 风险厌恶（Risk aversion）

造成不快乐的第三个习惯是风险厌恶，它与相信事情最终会变糟的悲观想法紧密相关。风险厌恶指不愿冒险，不愿意抓住机会。自然，厌恶风险的人不太可能从事那些高风险、高回报的工作，比如，底薪相对较低，但可能获得高额奖金的销售工作。

你是风险厌恶者吗？用下面这个测试快速测一下。（这不是个严谨的科学测试！）

阅读并回答以下问题，O 表示经常，S 表示有时，R 表示很少。

1. 你经常购买保险吗？

2. 你经常买彩票或打赌吗？

3. 你经常存钱以备不时之需吗?

4. 你经常换工作吗?

5. 你经常看医生吗?

6. 你经常做有挑战性的运动吗?

7. 你多久做一次电器保养?

8. 你的汽车油箱经常开到没油吗?

9. 你经常吃药预防生病吗?

10. 你经常冲动购物,购买昂贵的东西吗?

奇数题:O 计 1 分;S 计 3 分;R 计 5 分。

· Q1 = Q3 = Q5 = Q7 = Q9 = 合计 =

偶数题:O 计 5 分;S 计 3 分;R 计 1 分。

· Q2 = Q4 = Q6 = Q8 = Q10 = 合计 =

· 总计 =

总计得分在 10—17 分:你很可能厌恶风险。

总计得分在 18—25 分:你会适度规避风险。

总计得分在 26—33 分:你在规避风险和承担风险之间找到了平衡。

总计得分在 34—41 分：你是温和的风险偏好者。

总计得分在 42—50 分：你很可能喜欢风险。

与威胁敏感性和悲观主义一样，意识到风险规避与风险偏好之间存在健康的平衡也很重要。风险厌恶者可能永远不会离开家里安全的客厅；而风险偏好者可能会做出令自己后悔的行为。

这三个造成不快乐的习惯作为内在性格特点的一部分，一般同时出现。威胁敏感性是种价值观，要么由父母灌输，要么是早年经历消极的生活事件或创伤性事件的结果。对威胁敏感形成了悲观的特质，并通过风险厌恶的行为表现出来。不是每个过度焦虑的父母的孩子都会对威胁敏感。不是每个年轻时经历过广泛性焦虑的人都会形成悲观的特质。不是所有经历过创伤的人都厌恶风险。然而，如果你非常不幸，在年轻时就养成了这些造成不快乐的习惯，你会更容易感到压力、焦虑和抑郁。

对脆弱的误解

到了一定年龄，价值观、特质和风格固定下来，就强化了这样一种观点：有些人的情绪复原力比其他人弱，尽管这并不是他们的错。一个人应对困境的能力可能只是出生时的意外。那些出生在稳定、积极家庭中的孩子，童年时体验到的焦虑相对较少，对威胁敏感的可能性很低，这一切只是因为他们更幸运。

虽然斯托克代尔上将在监狱时比其他军人的表现好，他并不一定因此是一个"坚强"的人，其他军人也未必"软弱"。可能是斯托克代尔的内在性格特点更适合当时的情况；他的成长环境可能比那些应对能力差的军人稳定得多。一般来说，我们喜欢把人们应对某一特定情况时的成败完全归结为个人因素，而不认为事情本身对结果也起了很大作用。大多数人在面对困难与挑战时，都会采取差不多的反应方式；不论内在性格特点是什么，每个人都会承受一定程度的压力，但有些人能处理得更好。

许多人掉进了一个既无用又不准确的陷阱，认为那些在生活中因为某些事情挣扎的人是弱者，那些能应付自如的人是强者。这就是为什么心理不健康的人有时得不到同情，被鼓励要"振作起来"的原因之一。我们假设焦虑、抑郁的人产生心理问题的主要原因是他们没有能力应对生活的难题，对此，我们应感到愧疚。虽然他们内在的性格特点起了一定的作用，但我们不该低估他们所处的客观世界的艰难。

这种将结果归因于个人而不是情境的倾向，心理学家称为基本归因错误（Fundamental Attribution Error）[19]，即我们错把焦虑或抑郁归因于个人的内在性格特点，而不是生活事件、创伤性事件或客观环境。古罗马皇帝马可·奥勒留（Marcus Aurelius）花了大半生的时间将野蛮人驱赶出罗马边境，他总结得很好："每天早上告诉自己：今天我会遇到善妒的家伙、忘恩负义的人、流氓。如果我拥有他们的人生，那么我也很容易变得和他们一样。"奥勒留和斯托克代尔上将一样，是斯多葛派哲学的追随者，有人认为他是认知行为疗法的先驱。

还记得被丈夫加里强奸的路易丝吗？有多少人问了

这个错误的问题：为什么路易丝第一次被强奸后，没有离开加里？"坚强"的人就一定会马上离开加里吗？我们应该为因犯了基本归因错误，得到这样的结论而感到愧疚。路易丝当年很年轻，她嫁给了一位年长的成功人士，住在他家里，距离娘家几百英里，周围还住着很多他的朋友、同事和家人。强奸使她的情感受到伤害，同时又让她感到困惑。许多女性和路易丝一样，在看似稳定的关系中遭受了身体虐待、性虐待和情感虐待，她们往往忍受了很多年。是她们所处的环境，而不是自身的弱点，让她们维持了那段关系。

"第三步"的总结

到了二十五六岁，我们不会再有太大的改变，所以我们必须接纳自己本来的样子。正如阿波罗神庙里写的："认识你自己"。

不论内在性格特点如何，所有人都会觉得生活中的某些事情难以应对，比如爱人去世。由于内在性格特点的不同，每个人都觉得某些事情比其他事情更容易面对（想想钉子和洞）。同理，有些人比其他人更难面对棘手事件。尽管不是他们自己的错，但他们更容易紧张、焦虑和抑郁。

如果我们理解了内在性格特点和客观世界的关系，知道这种关系如何导致消极思维循环这一造成焦虑症或抑郁症的原因，我们就可以继续向前推进了。了解自己，认识自己的优势和不足，接受自己本来的样子，能帮助我们客观地看待问题。这是拥有良好自尊的基石，也是从内心改变生活的重要一步。

人为因素模型

人为因素模型解释了内在性格特点是如何与客观世界相互作用的。它帮助我们理解为什么一些事情比其他事更困难、更具挑战性。

客观世界由三个要素构成：生活事件、创伤性事件和环境。

内在性格特点有三个要素：价值观、特质和风格。它们造就了我们。

情绪是一种短暂的状态，是内在性格特点和客观世界匹配的结果。

造成不快乐的习惯

威胁敏感性、悲观主义和风险厌恶都让人们更容易患上心理疾病。

对脆弱的误解

通常，我们喜欢把人们应对某一特定情况的成败归因于个人，而不是环境。

STEP 4
Master the use of
your positive mind

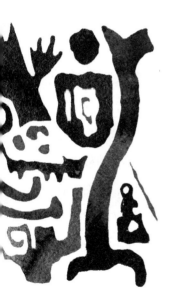

第四步:

运用积极心态

这一步骤将介绍一些简单的练习和技巧，能够提高质疑思维谬误的能力，帮助你运用积极思维。

熟能生巧

大多数心理健康问题都是这样产生的：过滤器被设置为注意消极记忆，人变得焦虑和自我怀疑，自信受到打击，从而验证了消极的自我实现预言，形成消极的思维模式。一定不要失去理智。大脑中偶尔播放消极记忆是很正常的，可以帮助我们面对困境。然而，当消极的思维模式占据主导地位，成为习惯，就产生了心理健康问题。这也是为什么威胁敏感性、悲观主义和风险厌恶被称为"造成不快乐的习惯"。

这一步骤会介绍如何有意识地质疑那些让我们产生一连串消极记忆的思维谬误。只有不断地用积极思维质疑思维谬误，我们才能重新设定大脑中的过滤器。如果停止质疑，过滤器会回到原来的位置，屏蔽积极记忆。就像健身一样：如果不花精力定期运动，很快就会变回瘫在沙发前看电视的肥宅。思维也是一样。如果不经常运用积极思维，就会养成不健康的思维习惯，变得情绪不佳。

成功不是一帆风顺的。本书介绍的练习和技巧也需要一些时间掌握；平均来说，每天最少 10 分钟，坚持 6 周即可（时间长短与思维谬误的严重程度也有关）。你会有感觉美好的日子，也会有感觉糟糕的日子，但糟糕不会抵消美好。美好依旧存在过，那些记载了积极记忆的 DVD 可以证明！我把感觉糟糕的日子比作某些人节食时的反应。我的来访者苏（Sue）经常节食减肥。一开始的几个星期她保持得很好，慢慢地瘦了几斤，然后有一天，她吃了很多垃圾食品。这只是"糟糕的一天"，可以在第二天恢复健康饮食，但苏不这么认为，她彻底放弃了节食，继续不健康的饮食习惯。但事实上，糟糕不会抵消美好。

请记住这关键的一点，这些练习并不是要改变你这个人。在很大程度上，与之相反：是要你接纳自己，同时改变你对生活的看法。有时只需要很小的改变，比如注意那些客观世界中已经存在的美好。

美好一直围绕在我们身边，只是在焦虑或沮丧时，大脑里的过滤器不让它们进入显意识中。奇妙的大自然、小小的充满善意的举动、美妙的音乐、美味的食物、孩子们的笑声、战胜生活中的小挑战、教堂的钟声、他人的爱抚——如果不在意，这些美好都可能被忽视。

- 放下书，看看你的周围——你能看到、听到、感受到、闻到、尝到哪些美好的事物？

....

....

....

....

良好的目标

这个练习的目的是帮助你明白自己想要达到什么长期目标。研究表明，成功的治疗师会要求来访者明确说出他们想从咨询中得到什么，即确定良好的目标。[20]

明确目标能够从以下两个方面帮助我们：首先，它帮助我们思考生活中缺失的东西。第二，明确了目标后，事情进展不顺利的时候，我们更容易保持动力。回答以下 7 个问题，试着确定自己的目标吧。

1. 你希望得到什么结果？

- 这是一个非常宽泛的问题，回答得越清晰越好，答案没有对错之分。想想你的生活中缺少了什么——什么会让你更快乐？

....

....

....

....

2. 你想什么时候，在哪里，和谁一起实现这些目标？

- 问题有时与生活的某个方面有关。它可能出现在某个特定的时间，或是某个需要达成目标的阶段。目标可能涉及某些具体的人。明确这些限制能够帮助你集中注意力。

....

....

....

....

3. 想象一下，你已经实现了目标，这看起来、听起来、感觉起来是什么样子的？

- 如果已经努力了很久，这种将目标形象化的方式可以有效地激励自己。大多数人看到未来达成目标后的美好景象，都会受到鼓舞。

....

....

....

....

4.你需要做出哪些改变？为了实现目标，你需要忍

受哪些事情？

- 这可能是一个很难回答的问题，但它能帮你看
清什么是你能控制的，什么是无法控制的，以
及你的精力应该放在哪里。

....

....

....

....

5.如果实现了目标，你会失去什么吗？

- 实现目标后，可能会有损失。从心理学的角度来看，人们可能会因自己不再抑郁、焦虑而烦恼，因为他们失去了不做某些事情的"借口"。有些损失是可以看到的：有些来访者一直在努力地维持糟糕的亲密关系，或是努力解决工作中出现的问题。为了实现目标，他们可能会结束这段关系或失去这份工作。

....

....

....

....

    损失厌恶（loss aversion，害怕失去珍视的东西）和投入（commitment，已经投入的努力）是偶然出现的非理性行为背后的重要因素。有时候，我们因此陷入一段注定失败的感情，或者继续一份痛苦的工作。从长远的角度来考虑，可以帮助我们改变短期损失的观念。如果对一份工作或一段感情的投入让我们变得不理性，立刻检视当下的情况会有所帮助。如果能重来，你还会投入到这份工作或这段感情中吗？一定要将潜在损失和潜在收益放在一起权衡。

6.结果值得你付出那么多努力吗？你准备付出怎样的努力？

- 如果你觉得结果不值得付出的那些努力，你需要再问自己几个问题：你真的明白改变思维可能带来哪些积极的后果吗？你知道不改变思维可能带来哪些长期的负面后果吗？

  如果答案是肯定的："是的，为此付出努力是值得的"，那么不要辜负自己认认真真付出的那些精力，你需要做出哪些努力？

....

....

....

....

7.实现目标会带来哪些积极的后果？

- 列出你能想到的每一个好处，这些好处让你能够用积极的心态留意你自己和你生活中的美好之处．这个问题可能与其他问题有一些重叠，没关系，这是好事．它再次确定了你已经知道的道理——那些付出的努力是值得的！

....

....

....

....

　　来访者亚历克丝（Alex）是市中心一家大医院的护士，她在忙碌的急诊室工作了 11 年。她在 6 个月里经历了许多人生大事：与谈了 7 年的男朋友分手了，男友离开时还遗留了一些经济问题；经历了 3 次丧亲之痛：叔叔、外祖母和一位亲密的同事。对于这一系列的事情，她这样形容："夺去了我面对生活的能力"。

　　在此之前，亚历克丝称自己是个"有韧性的"人。

由于这些生活事件，她出现了各种各样的问题：失眠，没精打采，对任何事情都提不起兴趣，无缘无故地哭泣，无法集中精力工作，对同事和病人脾气暴躁。过去，工作一直稳定着她的生活，但随着焦虑和自我怀疑不断蔓延，她出现了惊恐发作，决策困难。经理注意到她状态不佳，建议她请假并寻求帮助。她去看了家庭医生，医生开了温和的抗抑郁药物，并推荐了我。第一次见面时，我给她布置了作业，请她写下自己的目标。下面是她的答案。

1. 你希望得到什么结果？

　　我希望变好，情绪稳定而不是感觉沮丧；我希望自己停止哭泣，变得快乐；我希望像从前一样完成工作；我希望重新成为亚历克丝；我希望能控制自己的压力和焦虑，找回自信；我希望自己能自私一点，在关心别人和照顾自己之间找到平衡；我希望能够敞开心扉，畅谈自己的感受。

不难看出，由于播放了大量消极记忆，亚历克丝非常焦虑，自我怀疑和缺乏自信的感觉在心中蔓延。这些影响了她的工作能力，使她不能"像从前一样完成工作"。亚历克丝提到的很多事情都很典型——想要回到抑郁之前的状态，这种愿望很常见。她也提到了一些比"重新成为亚历克丝"更积极的事情。亚历克丝以前从未敞开过心扉，畅谈自己的感受。

2.你想什么时候，在哪里，和谁一起实现这些目标？

> 现在，越快越好！我希望自己能够平衡糟糕的日子与美好的日子，不论是在工作中还是在家庭生活中。我知道这需要时间，但在经理和咨询师的帮助、支持下，我希望自己能够在几周内做到。同时，我也意识到在实现目标的过程中，最重要的人是我自己——我需要改变想法。

和许多人一样，亚历克丝希望尽快告别压力和焦虑，同时，她也明白，改变思维方式需要一段时间。考虑到她已经挣扎了6个月，用几周的时间来质疑思维谬误并重新设定过滤器是合理的。亚历克丝也意识到，虽然她能从我和经理的支持与帮助中受益，但实现目标最终还是要靠她自己。

3.想象一下，你已经实现了目标，这看起来、听起来、感觉起来是什么样子的？

> 我能够看到并清楚地知道到底是什么让我感到压力，我能够听到自己的需求。我看到自己高效地处理家庭和工作中遇到的各种压力。处理问题时，我感到安定。既不恐慌，也不会假装问题不存在。我找回了自信，能够轻松地做出决定。我感到更平静、更放松；生活节奏慢下来了，每一种情况我都能从容应对。

亚历克丝能够清晰地描述成功的样子和带给她的感觉。我要求她提供更多细节时，她能说出具体的例子，特别是工作中的。

4. 你需要做出哪些改变？为了实现目标，你需要忍受哪些事情？

我需要掌控自己的生活。我需要更诚实地面对自己。我知道有时候我太容易放弃了。有时候，我又不撞南墙不回头，我必须承认有些事情是我无法控制的。

亚历克丝的答案很有代表性。我会帮助她明确哪些是她能控制的，哪些是她必须接受的。

5. 如果实现了目标，你会失去什么吗？

如果什么都没失去我就疯了！我不会那么无私了。我会变得更自私吗？我不再自我怀疑，会变得自信，自信是傲慢吗？我会不会变成傲慢的傻瓜，人见人厌？

亚历克丝清楚地知道，她想要实现重新变好的目标，但她的答案中流露出了自我怀疑。她不想成为自私或傲慢的人，但从之前的答案中可以明显地看出，她明白要想取得平衡，需要更多地满足自己的需求。值得一提的是，许多遭受心理健康问题困扰的人都难以在自私和无私间找到平衡点。

6.结果值得你付出那么多努力吗？你准备付出怎样的努力？

最终答案是肯定的，这将是一项艰巨的任务。我知道想要变得更好，必须定期参加咨询辅导，完成所有的作业。

亚历克丝没有欺骗自己，她清楚地知道要付出多少努力。正如她在回答第二道问题时所说的："我也意识到在实现目标的过程中，最重要的人是我自己——我需要改变想法。"

7.实现目标会带来哪些积极的后果？

我会感觉良好。不会像现在一样，给别人添麻烦。我想我的性格可能会发生一些变化。我会更镇静，心理更健康。我能从工作和生活的人际关系中获益。我会更爱自己。对发展事业和未来的人际关系，我都更加自信。

这个答案让我们有机会讨论亚历克丝需要接受自己的哪些部分：性格中某些已经固定的方面不会改变。我们还能讨论她该如何改变对自己的看法以及对某些情况的反应。

这些问题的答案没有对错之分。这是一次探索想法和感受的机会。在这个练习中投入的精力越多，获得的帮助就越大。

小贴士：

1. **使用提示物来激励自己。**一旦明确你想要什么，用照片、小纸条，甚至是内容积极的海报作为提示物。我的来访者苏经常节食减肥。她有很多问题，因而缺乏自信，其中一个问题就是超重。苏的目标中包括身材更苗条、身体更健康、体重更轻。她把一张几年前在巴哈马度假时的照片贴在冰箱上，那是她的理想体重。这张照片激励她坚持节食。

2. 偶尔利用消极思维的力量。有时候，可以利用想要避免的消极记忆来激励自己做出正确的选择。苏也可以用一张看起来很胖的照片帮助自己坚定地节食。

积极记忆清单

虽然可以偶尔利用消极想法，但不要总是陷入消极思维中。遭受压力、焦虑症或抑郁症困扰的人失去了重播积极记忆的习惯。有意识地创建积极记忆清单，可以提醒自己记得那些最快乐的回忆。

写一份积极记忆清单是一项简单而有效的练习。这个清单可以包括任何你一想到就会微笑或感到快乐的事情：爱你的朋友和家人、喜欢的活动、获得的成就、资历或才能、有趣的经历、美妙的旅行、难忘的假期、有意义的工作——所有你觉得积极的事情。和确定目标一样，这个练习的答案没有对错之分。

人们与我分享的积极记忆有：

结婚那天；

我的 3 个孩子；

在自家花园里种花；

我的猫；

18 岁时，在一场板球比赛中上演了帽子戏法；

和海豚一起游泳；

约翰·韦恩（John Wayne）的电影；

和最好的朋友在我们最喜欢的餐厅吃午饭；

参加伦敦的马拉松比赛；

一次舒服的背部按摩；

争取到了一笔成功的生意；

伴侣的笑脸；

下班后和朋友们一起喝一杯；

周六早上，边吃熏肉西红柿三明治边看《赛马邮报》（*Racing Post*）；

和孩子们在沙滩上；

拿到学位的那天；

看着自己的球队赢得足总杯（FA Cup）冠军；

买了房子，把它变成了家；

一杯非常棒的咖啡；

在郊外遛狗；

为家人做圣诞大餐。

我注意到，人们常常会列举一些快乐的人生大事，比如结婚生子。不过，如果意识到一些小事，比如一杯非常棒的咖啡，也能带来快乐，这是一个好兆头。如果你很幸运，那么一生只会体会一次结婚的乐趣，但是你每天都能享受到一杯好咖啡的乐趣！思维模式最重要的一个改变就是能够注意到每天发生的积极的小事。

小贴士：

1. **每次做一点。**如果列一张积极记忆清单的想法让你不知所措，那就把这本书放在床头，每晚写下两三个积极的回忆。这样做有几个好处：首先，将清单分解后，这项练习变得更容易了；其次，每天都做这个练习会慢慢形成习惯；第三，每晚伴着积极回忆入睡令人愉悦，因为在睡梦中，大脑与潜意识保持一致，这样能做个好梦！

2. **从一般到特殊地回忆。**先想一般的事情，再把它们细化为具体的例子。提到一般的积极的事物，很容易想到"我的家"，之后，你可以把它细化为"在寒冷的冬夜坐在壁炉前，喝一杯热巧克力"。描绘详细的记忆需要动用所有的感官，促进神经递质在副交感神经系统内流动，让你感觉良好。

3. **不用按重要性排序。**按照顺序列出生活中最积极的事情，会加大任务的难度，阻碍思考。雷（Ray）告诉我，当他想到必须把结婚那天放在"第一位"时，这个练习就坚持不下去了。他想，如果妻子看到这份清单，发现婚礼没有排在第一位，会很伤心。尽管婚礼是积极的记忆，但那天不是他人生中最积极的一天。在解释了不用考虑排序后，雷把婚礼放在了清单的第一位，并轻松地向前推进了，因为他知道顺序并不重要。

4. 寻宝。劳拉（Laura）是一名成功的会计，多年来一直深受抑郁症的困扰。她觉得自己是个失败者，她的工作毫无价值。劳拉的问题很大程度来源于小时候缺乏爱和亲情。关于取得的任何成就，她很少得到正面的肯定；如果她辜负了父母的期望，有时会挨打。父亲曾明确地向她表示，他想要个儿子而不是女儿。我要求劳拉完成积极记忆清单，她觉得这几乎是不可能完成的任务。她告诉我，她试着完成，但是大脑被锁住了，不能播放任何积极记忆。我让劳拉到房子周围寻宝，寻找那些能唤起积极回忆的物品或纪念品。下一次咨询时，她带来了几样东西：女儿的一副耳环，学校组织参观伦敦西区音乐剧时留下的旧票根，一张家人的照片，大学时一张朋克音乐的CD。劳拉把这些物品加入清单中，它们唤起了她的积极回忆。

创建清单的目的是让你重新养成积极思考的习惯。通过搜罗记忆库的架子，你可以用积极思维来质疑思维谬误，改变注意力，将积极记忆从潜意识里推到显意识中。积极记忆清单可以帮助我们从不同的角度看待生活。回想我们擅长并乐在其中的活动能降低焦虑程度，减少自我怀疑。想到自己的成就和资历能够恢复信心。重温与家人和朋友共度的时光能够提高自尊，更喜欢自己。

- 你觉得准备好了的时候，列出几个积极的回忆，之后再继续创建积极清单。

....

....

....

....

最终，大部分来访者都列出了一张非常有用的积极记忆清单。通常，他们会注意到这些记忆关乎过去而不是现在。创建积极的清单是项很好的练习，但我们需要再进一步——寻找正在发生的积极事件。如果能做到这一点，我们会变得更加乐观、充满希望，不论是对现在，还是对未来。

记日记

下一阶段的目的是有意识地觉察自己的想法，具体的方法是记日记。和列积极清单一样，最好能在每天睡前完成这项练习。按时完成练习有助于养成积极思考的习惯，也能使思维更加系统化。请牢记，熟能生巧。

记日记很简单：每天结束的时候，用几句话描述今天发生了什么，然后给这一天打分，1代表"今天糟透了"，10代表"今天棒极了"。接下来，检查日记中的内容是否存在思维谬误，特别是得分较低时。质疑思维谬误的同时，你也会质疑背后的消极假设，一旦这些假设被证实是错误的，当天的分数通常也会提高。

每天记录自己的想法和感受，不仅能够有效地质疑思维谬误，也便于比较不同的日子。你可以查看自己的思维模式，看看是否某些特定的触发因素会导致某些日子的分数更高或更低。如果分数一直很低，可能是某种思维谬误锁定了大脑中的过滤器，使积极记忆不能进入显意识。

马丁（Martin）来自一个大家庭，有7个兄弟姐妹。他经历了一系列艰难的生活事件：一个弟弟意外死亡，妹妹得了重病，他刚刚分手，又经历了一场车祸，这严重打击了他的自信。他的生活不是下了一点儿雨，而是遇上了雨季！确定了目标、完成了积极清单之后，我让马丁每天记日记并打分。下一次咨询时，马丁回忆了得分很低的一天，他给那天打了2分。那天，他在工作中感到巨大的压力，因为一直在想妹妹的病，他无法集中精力工作。他还必须开车去参加一个销售会议，地点就在车祸发生地附近，为此他很担心。晚上到家后，他接到了弟弟遗孀的电话，电话的内容很沉重，是一些法律问题，因为他弟弟没有立遗嘱就去世了。马丁还在日记中写了失去伴侣的情感支持他有多难过。

　　马丁非常沮丧，他对这一天的评分体现了他的心情。我发现日记里没有提到他挂断电话后做了什么，于是我提出了这个问题。他闭上眼睛，在记忆里搜寻。在记忆库中找到这段记忆时，他点了点头，笑了，这段记忆通过过滤器进入显意识，在大脑内重播。"我想起来了。我去了教堂，和福音唱诗班一起唱歌，那天晚上是唱诗班的练习时间。我喜欢唱歌，练习结束后我们几个人一起吃了饭，还喝了点酒。"我问马丁为什么没有把这些写在日记里。他答道："嗯，不知道为什么，觉得这些好像不用写。"接下来我继续温柔地询问，原来马丁觉得承认生活中任何一件积极的事情都是"错误的"，他必须专注于自己正在处理的那些艰难的消极事件，尤其是弟弟的死亡。我让马丁重新给这一天打分。他想了一会儿，说："嗯，如果把晚上也算上，那么应该是 5 分。"一个更客观的分数。

　　记日记是质疑思维谬误的绝佳练习。套用莎士比亚的话，"世上之日子本无好坏之分，思想使然"[1]。即便是在最困难的日子里，也有好事发生，只是常常被我们忽略了。如果重新设置过滤器，就能看到它们。留意美好的事物，提高了我们对这一天的评价。

小贴士：

1. **提醒自己**。如果你的想法仍然存在思维谬误，因此难以重新设定过滤器，那么让家人或朋友指出你的错误。举个例子，我容易犯"强加责任"的错误；格林为我指出这些问题，帮助我改正。

2. **捕捉美好的瞬间**。每天试着花几分钟捕捉美好的瞬间：欣赏壮丽的日出，看孩子们玩耍，或者看看美丽的建筑。停下你手头的事情，在心里"记录"此时此刻的每一个细节。在一天结束的时候把它们写到日记里。

3. **快乐 VS. 努力**。在没有太多乐趣的艰难日子里，质疑思维谬误也许能帮助你发现，自己已经得到很多了。

---

[1] 源自《哈姆雷特》(*Hamlet*)，原句为 There is nothing either good or bad, but thinking makes it so，世上之事物本无善恶之分，思想使然。

打分时根据自己这一天努力的程度，而不仅仅是开心程度。

4. 每天写一些积极的东西。在一次丧亲辅导课程上，我遇到了玛丽（Mary），她带着一个可爱的笔记本，里面记录了鼓舞人心的话语、谚语、想法、摘抄和祷辞。她告诉我，每当感到沮丧的时候，只要读上几页，心情就会变好。你可以每天在日记中写一些积极的事情，或者像玛丽一样，单独记在一个笔记本上。你可以从记录这句话开始："如果你能享受生活中简单的快乐，就不会失望。"

● 写一些你喜欢的句子或格言：

....

....

....

....

加 4 活动

有时，一旦消极记忆占据了大脑，就很难把它驱赶出去。这时，仅靠播放积极记忆很难改变我们对这一天的看法。有效的解决方法是分散注意力；做事情常常能使注意力不再集中在那些麻烦上。我要求来访者每天至少参加 4 项特别活动中的一项。我把这些活动称为"加 4 活动"。每天做一些加 4 活动，记日记时，就有一些积极的事情可以写。

小项目

给自己布置一个完成后能看到明显效果的小项目：清理客房、打扫花园、修理损坏的东西、洗车或给冰箱除霜。这项任务不一定有趣，但完成后要能带来满足感。最好一小时内能够做完：既能带来满足感，又不至于复杂到让人想拖延。如果你想做的事情更复杂，把它分解成一个个小任务，完成一个就算成功。

- **写下几个项目：**

  ....

  ....

  ....

  ....

给朋友打电话

在你在意的人身上花点精力。给很久没联系的朋友打个电话，或者邀请他们一起喝杯茶。给家人发短信或寄明信片。买一束花给朋友，不为别的，只是让他知道你在挂念着他。友谊很重要：那些身患重病、失业、与家人和朋友关系紧张的人更容易自杀。[21]

- 哪些人对你来说很重要？哪些小举动可以增进
  你们的关系？

....

....

....

....

利他行为

为他人做些事情。不考虑自己，为他人做一些小事，这些小小的善举可以很好地满足自尊。替邻居修剪草坪、照顾朋友家的孩子、看望住院的病患、捐钱给慈善机构、献血。有时候，悄悄帮助他人能让我们感觉更好。

- 未来的几天里，你会怎样帮助别人呢？

....

....

....

....

适度自私

做一些你非常喜欢但已经很久没做的事情，或者尝试那些你一直想做的事情：读书、健身、泡澡、听喜欢的音乐、学习一门新语言或参加体育俱乐部。焦虑或抑郁的人一般都不再参与他们喜欢的活动，而这些活动也是创造积极记忆的方式。

● **你想要参加什么活动呢？**

....

....

....

....

每天至少完成一项加 4 活动，这是另一种运用积极思维的方式。它保证了在一天结束时，我们至少有一张积极的 DVD 可以播放，因此能够系统地质疑思维谬误。白天我们记录、播放的积极记忆越多，焦虑的感觉就越少。随着焦虑的减少，自我怀疑的程度也会降低，自信心增加，慢慢实现积极的自我实现预言。造成抑郁的两个原因是消极的内省思维模式和缺乏活动，尤其是那些让人快乐的活动。加 4 活动可以改善这两点。

感恩清单

感恩清单，或者用更简单的说法，"数一数我们有多幸福"，能够有效地质疑某些思维谬误：全有或全无思维、忽略正面反馈、言过其实。很多来访者第一次咨询时，对生活中的美好都难以表达感激之情。当他们知道有人比自己更不幸时，会为自己一直沉浸在消极情绪中而感到内疚。然而，一旦学习了如何从内心改变生活，他们发现心存感激是保持心理健康的好方法。在生活中体会到的感激之情越少，越不快乐。[22] 这很自然：非常符合逻辑——在生活中要感谢的事物越多，越幸福。关键是能意识到这点。记下生活中让人充满感激的事情，这是帮助我们运用积极思维的强大工具。

感恩清单与积极清单有细微的差异。积极清单涉及特定记忆的重播，感恩清单包含的范围更广，比如健康的身体或一份工作。感激十有八九会包括与不幸之人的对比，通过比较，我们会不再把生活中美好的事物视为理所当然。

- **你感激些什么？**

    ....

    ....

    ....

    ....

想一句口号。一句简洁的口号可以提醒你感激你所拥有的一切事物。我最喜欢的一句口号是一位唱片骑师说的，他来自伯明翰一家黑人音乐电台——斯汀电台（Sting FM），他说："太幸运了，不用紧张。"每当情绪有点低落的时候，我就在脑海中重复播放这句话，它激活了很多积极回忆。

形象化

记日记、进行加4活动、写感恩清单，这些都能帮助我们运用积极思维，系统地质疑思维谬误，调整过滤器的设定，让积极记忆进入显意识。形象化是增强记忆的有力方法，因此人们很容易想起形象化的记忆，有效地改变情绪。形象化需要回放记忆，同时使用所有感官来增强记忆。如果回忆的场景是在沙滩上散步，我们可以在脑海中呈现我们的所见、所听、所感、所闻、所尝：

蓝蓝的天、阵阵的海浪、暖暖的阳光照在皮肤上、海水咸咸的气息和嘴里冰激凌的味道。

　　回想一段积极、快乐、充实的经历，并加强这段记忆，会让你觉得很有自信。可以看看积极清单，选择其中的某件事。调动所有的感官，重现这段记忆：

- **你能看到什么？（人物、建筑、植物、颜色、形状、细节）**

　　...

　　...

　　...

　　...

- **你能听到什么？（说话声、笑声、音乐、鸟鸣，响亮的、柔和的、温柔的、强烈的）**

　　...

　　...

....

....

- 你能感觉到什么？（质地、温度、触感、心情）

....

....

....

....

- 你能闻到什么？（香水、做饭的香味、花香）

....

....

....

....

● 你能尝到什么？（酸、甜、苦——与气味和感觉有关）

....

....

....

....

反复播放这段回忆，我们会感到快乐、放松、自信。我们还可以将这段积极记忆和它所产生的积极情绪"锚定"在某个词和某个肢体动作上。比如，播放完在沙滩上散步的积极记忆，你可以轻轻捏一下小指，说"阳光"。如果练习将这个词和这个手势与在沙滩上的感受联系在一起，过一会儿，再捏一下小指，说"阳光"，仅仅通过这两个动作，就能够重新找到积极的感觉。

我在史蒂文（Steven）身上使用了形象化和锚定的方法，非常有效。史蒂文是一家金融服务公司的管理人员。

他正在经历与妻子和孩子痛苦的分离。同时，因为咄咄逼人的经理帕特里夏（Patricia），他在工作中也遇到了一些问题。每当史蒂文和帕特里夏的意见有分歧时，史蒂文的自信就跌到了谷底。为此，他非常沮丧，咨询了职业健康经理，职业健康经理为他开了病假单，并把我介绍给他。几周下来，史蒂文确定了目标，完成了积极清单，坚持记日记，进行了加4活动。他恢复得差不多了，准备重返工作岗位，加入一个逐渐康复项目。但一想到要和帕特里夏共事，他仍然感到非常焦虑。为了解决这个问题，我们使用了形象化的方法（详见下文），加强了一段积极记忆，提高了史蒂文与帕特里夏在一起感到压力时的自信。

史蒂文是一名服过役的海军卫生员。他曾在非常紧张的战斗中成功地治疗过受伤的军人。我们选定的记忆是，一次救治受伤军人时，他的船遭到了敌机的攻击，他保持了冷静和自信。他锚定了"战斗岗位"（action stations）这个词和摸脖子后面这个动作。回到工作岗位的第一天，史蒂文要和帕特里夏一起开会。他后来告诉我，坐下的时候，他开始焦虑，担心自己会恐慌。于是他轻轻地揉脖子后面，心里念叨着"战斗岗位"。这唤醒了那段积极记忆以及自信和自尊感。直到今天，每当感到焦虑时，史蒂文都会使用锚定的方法，重新找到"战斗岗位"那段记忆唤起的积极情绪。

形象化也可以帮助我们克服消极记忆，尤其是那些让我们不知所措、不能理性思考的特别不快乐的记忆。你应该还记得我描述过一种处理非常强烈的负面记忆的方法，即把它们单独存放在记忆库深处高高的架子上。尽管如此，如果某个触发因素使这段记忆在大脑中闪回，它仍然能够想方设法地通过过滤器。有时，做噩梦的时候就会发生闪回。因此，用常规方式质疑思维谬误很困难。

我的来访者克洛伊（Chlöe）是一位社会工作者，她卷入了一起路怒事故[1]。一辆蓝色的宝马在她的车前突然转向，她重重地踩下了刹车。宝马司机从车里出来，冲克洛伊大喊大叫，砸碎了她的挡风玻璃，然后开车走

---

[1] 路怒指汽车驾驶人员有攻击性或愤怒行为。

了。事故发生后，每次看到蓝色宝马，她都想起这段记忆，变得非常焦虑、恐慌。为了冲淡这次强大的负面记忆唤起的强烈感觉，克洛伊需要以可控的方式播放这段记忆。克洛伊用研究生毕业那天的积极记忆与这次消极记忆做对比。毕业的记忆对她产生了积极的影响，每每回忆起毕业典礼，想到丈夫和父母看着她领奖，她就感到平静和自信。通过处理这段记忆，她知道自己不会再为此而感到恐慌，因此能够将这段回忆的 DVD 摆放到合适的架子上。她变得能够接受这段记忆，把它看作自己的一次人生经历。

● **你是否有需要处理的悲伤的记忆？**

....

....

....

....

想要使用形象化的方法减少消极记忆的影响，你需要两段记忆：一段造成问题的消极记忆和一段非常积极的记忆。积极记忆最好能产生与消极记忆相反的感觉。例如，如果消极记忆中充满了悲伤、无力、焦虑，那么积极记忆应该充满快乐、掌控、自信。使用这个方法，你需要有意识地改变你看到、听到、感觉到的消极记忆，就像正在编辑一段显示在电视屏幕上的DVD；你还需要练习控制消极记忆和它所产生的消极情绪。接着，就像例子中的克洛伊一样，把消极记忆和积极记忆联系起来，强化这个联系，让积极记忆的力量变得更强。最后，用消极记忆—积极记忆的顺序将这两种记忆连接起来，想到消极记忆就会诱发积极记忆。如果刚开始练习的时候，消极记忆让你感到非常焦虑，不要担心。当你能够正视消极记忆，习惯消极情绪时，焦虑很快就会减少。

取出消极记忆的DVD，闭上眼睛观看。想象一下，你在看电视，手里拿着一个特殊的"遥控器"，电视里正在播放这段记忆。你要把自己从记忆中剥离出来，这样当你出现在记忆中，你就可以通过屏幕，看到电视里的自己。当你观看这段记忆时，注意出现的不同颜色，用遥控器把它们调成黑白色。变成黑白电影后，把声音调成静音。人们的嘴张张合合，却没有发出一点声音。这张 DVD 像是很多年前的老式黑白默片。然后放慢电影的播放速度，人物的动作会变得不真实。接下来调整对比度，降低画质，屏幕上出现雪花，像是一场暴风雪。请注意这些图像变模糊的过程。最后，按下遥控器上的按钮，把电影缩小成屏幕中央的一个小白点。点击并把它拖到屏幕左上角，然后按遥控器上的另一个按钮。现在，屏幕上播放的是积极回忆的 DVD。

观看这段记忆时，注意画面的颜色；把它们调得越明亮越好，越鲜艳越好。你要把自己和这段记忆联系起来，这样当你出现在屏幕上，你就不会把自己当成是记忆中的一个角色，你就是那个电影里的人。屏幕上的画面是透过你的眼睛看到的。享受那些丰富的颜色。接下来调整声音，音量不大，却能听得非常清楚。把它变成立体声，配上你最喜欢的音乐。在这段积极记忆中，你能够清楚地看到人们脸上的每一个细节，听到他们的声音。用遥控器把气温调整到非常舒服的温度，既不太热也不太冷。调整对比度，画面越清楚越好。最后，把画面定格在最积极的时候，好好欣赏这幅你刚刚创作的精彩的电影画面，听听美妙的电影配乐。

现在，把这幅美好的画面锚定在两件事物上：第一，把画面锚定在之前联系积极记忆的那个词上；第二，把画面锚定在一个不起眼也不常做的动作上（这个动作只锚定了这个画面）。看着这幅图片，集中精力，做出锚定的动作，大声说出锚定的词，把这个词和这个动作与你看图片、听音乐时产生的积极情绪联系起来。然后按下遥控器上的按钮，把图片缩小成一个小点。点击并把它拖到屏幕右下角。

现在回到屏幕左上角的"消极点"，把它拖到屏幕中央，点开，播放消极记忆。重复将自己剥离的过程：把记忆变成黑白的，静音，放慢播放速度，制造暴风雪，把它缩小成点，拖回到屏幕左上角。然后回到右下角，用遥控器把"积极点"拖到屏幕中央，播放记忆。重复与积极记忆产生联系的过程：调亮颜色，加上配乐，调整温度，锐化图像，定格画面，将画面、配乐和积极的感觉锚定在你选择的词和动作上。把图片缩小并拖到屏幕的右下角。对两段记忆再重复一次相同的过程。

有时，消极记忆会无缘无故地突然出现在我们的脑海中，尤其是由潜意识触发的消极记忆，比如莫琳最后意识到，是地板清洁剂的气味在潜意识中唤起了她关于上一份工作的消极记忆。潜意识的唤醒因素使消极记忆更容易进入大脑。练习形象化的方法，我们可以将积极记忆和消极记忆紧密联系起来，把消极记忆变成唤醒积极记忆的线索。记住，要以固定的顺序播放记忆：先播放消极记忆，再播放积极记忆。这个顺序保证了积极记忆不会成为消极记忆的唤醒因素。

形象化也能有效地处理紧张和焦虑。它是一种很好的放松技巧，可以有效地帮助人们入睡。形象化在临床领域之外也取得了成功，尤其是在运动心理学领域。多年来，我一直为英国国家教练基金会（National Coaching Foundation）工作，向他们提供培训方案，帮助体育教练运用形象化方法。形象化在体育运动中有不同的用途：

帮助运动员放松，增强自信心，通过形象化未来的事件，增加实现积极的自我实现预言的可能性。英国橄榄球运动员强尼·威尔金森（Johnny Wilkinson），每次罚点球时都使用形象化的方法。通过想象发球成功后的场景，想象那个场景看起来、听起来、感觉起来是什么样子的，他设定了大脑中的想法，身体做出相应的动作，得到了满意的结果。想要获取更多的信息或免费下载解决焦虑和失眠等问题的材料，请访问我们的网站（www.mindhealthdevelopment.co.uk）。

"第四步"的总结

这一步骤集中介绍了一些方法和练习，帮助你运用积极思维，变得更快乐、更自信。你在积极清单上添加的事情越多，写的日记越多，加 4 活动做得越多，表达感激的次数越多，在系统性地质疑思维谬误方面就会越成功。如果你想加强某段积极记忆的效果，帮助自己放松或增强自信，可以使用形象化的方法。如果某段特别不愉快的记忆阻止了你以正常的方式质疑思维谬误，那么形象化可以减少这段记忆的影响，并把它与积极记忆联系起来。

练习一段时间之后，你会发现思维的进步。不要轻易放弃：它不会马上见效，但只要努力，很快你就会发现自己更快乐了。不同的技巧适用于不同的人，所以尝试所有的技巧，使用那些对你有用的。

熟能生巧

要想让积极思维变成习惯，我们必须不断练习，质疑思维谬误。

良好的目标

通过回答确定良好目标的 7 个问题，我们可以清楚地知道自己想要什么，需要做出哪些改变。

积极记忆清单

创建积极记忆清单是一个简单的方法，帮助我们练习质疑思维谬误，重新设置大脑中的过滤器。

记日记

每天用日记帮助我们系统地质疑思维谬误。

加 4 活动

如果我们每天做一项加 4 活动，日记的得分会更高。加 4 活动还会分散注意力，帮助我们从烦恼中摆脱出来。

感恩清单

有意识地感恩是质疑思维谬误、保持心理健康的好方法。

形象化

形象化可以让积极记忆变得更好，也可以削弱消极记忆的力量。

STEP 5

*Know what you can control
and let go of what you can't*

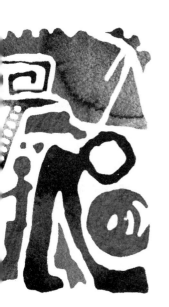

第五步:

控制可以控制的,

忽略不能控制的

一般来说，在生活中，我们能掌控的事情越多，拥有的积极记忆越多。然而，有时候，不得不承认有些情况是无法控制的。

　　我曾经在美国俄亥俄州教过一个研究生班，学生们毕业后会成为老师。班上有一个女同学，她个性很强，非常强势。我们讨论如何创造有效的学习环境时，有人认为学生们应该参与决定，她对此非常不屑。随着气温慢慢上升，她脱下了运动衫，里面是一件汗衫，上面写着"因为我是老师！"

　　因为个性或权威的地位而相信自己可以控制别人的行为，这种想法很容易失败。我们真正能够控制的行为只有一个，那就是我们自己的行为。

控制和压力

面对困难时，感到无助、无法掌控环境、不能改变环境的人一般会遭受更大的压力。一项针对英国公务员的研究发现，对工作的控制感越强，感受到的压力越小。[23]虽然这看起来是一个相当明显的结论，但实际上掌控感和压力之间的关系可能会稍微复杂一些。很显然，如果对生活的控制感很强，感受到的压力就相对较少。但还有一些人，他们很难控制某些情况，如果能够"放手"，感受到的压力也会减少。

如果既不能完全控制局面也不能放手，这时感受到的压力最大。接受自己很难控制某些情况是一种解放——如果我们接下来能把精力投入那些能够掌控的事情中（见下图）。埃莉诺（Eleanor）来找我的时候非常沮丧。她的婚姻破裂了，家里出现了经济问题，正在为工作苦恼。然而，她面临的最大困难可能是她的两个儿子，一个9岁，一个11岁，他们不听她的话。描述某天送儿子上学的情景时，她哭了。

到了学校门口，两个孩子都不肯下车。最后，老大终于下车，走进了学校。但小儿子菲利普（Phillip）不下车，他一直坐在副驾驶的座位上。绝望中，埃莉诺走下车，绕到副驾驶门外，这样她可以把他押送进学校。当她靠近车门时，菲利普跳到了驾驶座上，藏在了她够不到的踏板旁。埃莉诺跑到驾驶座门口时，菲利普又跳回副驾驶座位，躺在下面，再一次躲到了她够不到的地方。这场猫捉老鼠的游戏持续了好几分钟，埃莉诺的压力越来越大，很大程度是因为其他送孩子上学的家长，他们对这个场景感到困惑。最后，她总算抓住了菲利普的胳膊，

控制水平和压力水平

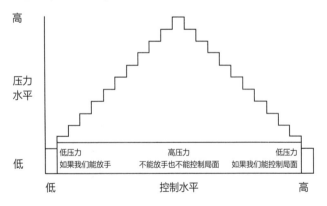

把他拖出车子。她拉着菲利普穿过操场时，菲利普扑倒在地上，大喊大叫。一位老师叫菲利普站起来，不要大喊大叫，赶快进教室，菲利普立刻站了起来。埃莉诺感到十分羞辱。

给我讲这个故事时，眼泪从她的脸上滚下。其他家长和老师看到她控制不了菲利普的行为，还有人用轻蔑的口吻谈论她的教育方法。埃莉诺觉得自己非常失败。"你能控制谁的行为？"我问。她停顿了很久，回答说："只有我自己的。"很多父母很难接受孩子们有自己的想法，不会不假思索地按照父母的要求做。

选择和结果

听了埃莉诺的故事，明显能感受到她经常和两个儿子吵架。因为正在经历艰难的生活事件，她对威胁非常敏感；早上起床后，大脑中的过滤器会注意到生活中每一件消极的小事，尤其是孩子们的行为。她经常因为这些行为而质疑他们，这引起了双方的争执。争吵中，埃莉诺经常发脾气，对孩子们大喊大叫。日益增加的焦虑影响了她的信心，她不知道自己能不能让孩子们按要求做事。小伙子们感觉到埃莉诺缺乏自信，于是更加大胆地挑战她的权威；消极的自我实现预言出现了。

根据选择和结果的理论，我提出了一个非常简单的计划。[24] 首先，她得接受这样一个事实：她不能控制孩子们的行为，只能控制她自己的。这意味着，尽管小伙子们会大发脾气，埃莉诺需要控制自己的脾气，不向他们大喊大叫。其次，我让埃莉诺弄清楚孩子们的哪些行为是完全不能接受的，列出两三点。毋庸置疑，其中一项就是拒绝上学。这些行为是"值得为之赴汤蹈火的小山"；而其他行为我们称之为"背景噪音"，不值得为之争吵，埃莉诺应该忽略这些问题。接下来，埃莉诺应该明确地告诉孩子们，如果他们在"小山"的问题上忽视她，会有不好的后果。如果他们在这些问题上与她合作，会产生积极的后果。如果埃莉诺发现孩子们在制造"背景噪音"，也就是进行不太严重的不当行为，她会忽略它们，随他们去。她不再为"背景噪音"所吸引，节省了精力，并把这些精力转移到处理"小山"的问题上。

我们第一次讨论时，对于忽略孩子们的一些不太严重的不当行为，埃莉诺有点不安。我问："就改变他们的行为而言，你目前使用的在每个问题上都质疑他们的策略，效果如何？"她停顿了一下，苦笑着承认没用。我指出，刚开始的时候，很有可能我们想要改变他们行为的计划也不起作用，但至少通过控制自己的行为，不再大喊大叫，不再因争吵感到压力和焦虑，她会感觉好一点。埃莉诺看起来开心多了，但对这个计划还有一个疑问："如果我无视了那些不太严重的不当行为，看起来好像是我认为这样做没关系。"最后我们一致认为，合理的做法是，埃莉诺告诉孩子们，如果他们在小事上表现不好，她会感到失望，但她只会说出来，不会和他们争吵。

最后，埃莉诺慢慢接受了她不能完全控制孩子们的行为的事实。然而，只要能控制自己的行为，她就会感到更平静，更能掌控局面。当她感到平静时，埃莉诺能够向孩子们解释，在"小山"问题上如何表现是他们的决定，但如果他们选择忽视她，会有不好的后果。这个例子说明了接受自己不能控制某些事情是怎样帮助我们节省精力，并把这些精力投入我们可以控制的事情中。埃莉诺接受了自己无法直接控制菲利普行为的事实，通过保持冷静，不发脾气，不对菲利普大喊大叫，她对自己的感觉更积极，因此更有能力面对菲利普的行为。

下一次菲利普玩拒绝下车的游戏时，埃莉诺的计划非常有效。她提前向菲利普的老师解释了自己的困难，告诉她菲利普可能会迟到，她需要老师的支持。老师理解了埃莉诺的困难，很乐意提供这种帮助。她还安慰埃莉诺，告诉她菲利普在学校里表现很好；他总是很快乐，并且举止得体。埃莉诺还告诉老板，因为和儿子之间有点问题，她上班可能会迟到一会儿，但她会在当天晚上把这段时间补回来。她再次得到了积极的回应。因此，还没到学校，埃莉诺就觉得很有信心，相信一切都在掌控之中。

菲利普开始从一个座位跳到另一个座位的游戏时，

埃莉诺回到驾驶座上，平静地告诉菲利普，他是否继续玩这个游戏是他的选择，但她不打算和他一起玩。她解释了自己想让他下车，像其他孩子一样走进学校的原因，并说明了如果他不这样做，放学后他将不能和朋友们一起玩。菲利普还是不下车。埃莉诺说她为此感到可惜；他选择了忽视她，他知道后果是什么。菲利普开始大喊大叫，说这不公平。埃莉诺平静地拿起报纸，开始看报。最后菲利普平静下来了；埃莉诺很有礼貌地问他是否愿意下车，和她一起走进学校。几分钟后，菲利普安静地下了车，他们一起走进学校，埃莉诺感谢了他。她还向他保证，如果第二天他能好好下车，就可以和朋友们一起玩。

在处理菲利普的问题时，埃莉诺控制了自己的行为。她还说服了菲利普的老师和自己的老板支持她处理菲利普的行为问题。这些都增加了她的控制感。不管菲利普表现如何，她都会留下积极记忆，因为她成功地控制了自己的行为并得到了两个关键人物的支持。除此之外，还有两个好处：首先，如果未来某天埃莉诺感觉很糟糕，她对菲利普失去了耐心（这几乎是必然会发生的，因为她也只是个凡人！），她可以质疑自己的思维谬误，比如"我无法冷静地对待菲利普"。她能够搜索大脑内的DVD库，找到自己成功处理他发脾气的积极记忆，反驳自己不能冷静对待菲利普的思维谬误。其次，这次经历让她更有能力打破消极的自我实现预言的循环。她从平静对待菲利普的经验中获得了自信，这让她相信，自己在未来也能够成功地处理这种情况。

如果你正因为某些人的消极行为而感到焦虑，这个练习可能会帮助你。这个练习不仅限于处理孩子的问题；在某些情况下，它也可以有效地应对消极的成年人。

- **想想那些消极的行为：哪些是"值得为之赴汤蹈火的小山"？（选择两到三座"小山"）**

....

....

....

....

- 哪些行为仅仅是"背景噪音"？

....

....

....

....

- 如果与你合作，有什么积极的后果？

....

....

....

....

- 如果违背你的要求，有什么消极的后果？

....

....

....

....

● **要想成功地占领"小山"，你需要谁的支持？**

....

....

....

....

小贴士：

1. 不要强化坏的行为，要强化好的。 忽略一些无关紧要的不当行为，尤其是对孩子们，这比把所有问题都当作"小山"来处理要有效得多。但是，如果出现的问题是"小山"，那么每一次出现，都要解决它。保持一致性——始终如一地拒绝卷入到"背景噪音"中，每一次都通过"选择和结果"的方式解决"小山"的问题。一旦你在解决"小山"的问题上取得了一些进展，就要重新调整行为的优先级；重复出现的"背景噪音"可能成为下一座要爬的"小山"。在强化良好的行为时，不必每次都给予奖励（事实上最好不要每次都这样做），但如果你特别感谢某位表现良好的人，偶尔给予奖励，会非常有效。

2. 试着理解为什么这个人不想做你所要求的事。每个人都冷静下来后，最好重新审视一下事情的经过。理解了别人的观点，可能会达成妥协的方案。

3. 使用放松练习来帮助自己放手。有很多有效的放松练习能够帮助人们缓解压力。处于放松状态时，我们更容易改变自己的认知，忽略无法控制的事情。

以平衡的角度看待控制

在自己能够掌控的事物和很难控制的事物之间是存在平衡的，理解这一点对保持良好的心理健康至关重要。在本可以控制局面时找借口、责备他人，会丧失力量。在真的无法控制局面时责怪自己，会导致个人化的思维谬误——认为自己应该为无法控制的负面事件负责。

我们需要在丧失力量和个人化之间找到平衡。那些丧失力量的人需要知道，只要再多一点决心，他们就能控制某些情况。犯了个人化错误的人需要知道他们不能控制每一件事（见下图）。

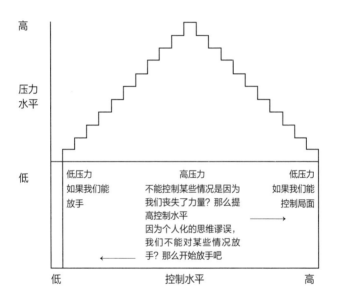

萝宾（Robyn）40 出头，她经历了一场痛苦的离婚。她的前夫尼克（Nick）难以捉摸，反复无常，有时会喝

得烂醉。在婚后的这些年中，他经常辱骂萝宾，偶尔威胁、恐吓，使用轻微的暴力。他们有两个孩子；由于尼克不愿妥协，他们签订了一份复杂的具有法律效力的日程表，列出了尼克周末和假期探望孩子的时间安排。

每次出现意想不到的变化，可能影响日程安排时，萝宾就会变得非常紧张和焦虑。如果她联系尼克，向他解释，一般会收到一封愤怒的电子邮件，威胁道，如果不遵守日程表上的时间安排，尼克会采取法律手段。一次暑假，萝宾预定好了行程，要带孩子们到国外度假。她应该在度假回来的第二天就把孩子们交给尼克。然而，旅行社突然改了航班，这意味着她不能按时把孩子交给尼克。萝宾说，她认了，自己得取消假期，还要损失很多钱。我问她能不能和尼克谈谈，看看在时间上能不能变通一下。她告诉我，她试过了，她收到了一封电子邮件，尼克威胁道如果她不能在原定的时间把孩子送过去，他会把她告上法庭。

萝宾耸了耸肩，说自己已经无能为力了。我请她考虑所有可能的选择。她描述了很多，包括到法庭上和尼克打官司。我问她为什么没有这样做，是什么阻止了她。萝宾告诉我她不想支付法律诉讼的费用。离婚时她在法庭上留下了可怕的记忆，她觉得自己无法再经受一次，"不管怎样，他应该会赢的，他总是能赢"。萝宾做出了消极的假设，削弱了自己的力量：她假设咨询法律建议要花很多钱，这件事一定会上法庭，整个过程会和在法庭上离婚一样令人不快，无论如何她都会输掉官司。我问她有没有认识的律师，他们可以给她提供意见，又不会收太多钱。她想了一会儿，想起有位朋友的儿子，托尼（Tony），是一名律师。她犹豫了；她相信托尼会和她聊聊并给她一些建议。她同意在下次咨询前见见托尼和这位朋友。

再次见到萝宾时，她积极多了。托尼帮了大忙，他代表萝宾给尼克的律师写了封信。他认为，如果尼克真的把萝宾告上法庭，法庭很有可能会做出对萝宾有利的判决，而且无论如何，费用都不会太高。托尼还提出了一个有趣的观点——这件事可能会闹上法庭，她可能会输，但至少她勇敢地反抗了尼克。最终，尼克做出了让步，同意萝宾度假回来后把孩子们送过去。如果萝宾自己丧失了力量，她会错过这次度假，损失很多钱，继续被尼克吓倒。就像萝宾在最后一次谈话中对我说的那样："我被尼克恐吓太久了，无论是在我们的婚姻生活中，还是在离婚后，每次他威胁我要上法庭，我就转身投降。勇敢地反抗过一次后，我知道下次我还会这样做……现在尼克也知道了这一点。"

这个例子展示了达到平衡有时需要更多的控制。问题的部分原因在于事情的难度，部分原因在于萝宾的行为：多年来尼克一直恐吓萝宾，但萝宾不愿控制局面，这让她失去了力量。下一个例子是来访者太努力控制，产生了个人化的问题。

阿德里安（Adrian）是一名医院的高级管理人员。国民保健制度（National Health Service）的许多变化直接影响了他所在的医院，他对这些变化感到不安。医院的工作人员因为这些由政府推动的改变而士气低落，阿德里安觉得自己应该对此负有责任。不管是否同意这些改变，他都别无选择，只能执行。他在应对办法上花的时间越来越多，他想要找到办法，不执行这些改变，或者以对医院影响较小的方式执行，但这是一场注定失败的战斗。

阿德里安认为无法阻止变革、员工士气低落都是他的失败。他犯了个人化的思维谬误。在一个国家中，对于政府想要做出的改变，没有哪一个医院的管理者能够造成什么影响。阿德里安意识到这一点后，开始着手解决一些他可以控制的问题，比如加快手术的速度。意料之中地，他觉得自己的状态好多了，对于接受他不得不忽略一些问题的事实也不那么紧张了。

关于如何获得平衡的控制观，对犯人的研究提供了一个有趣的视角。在大多数情况下，囚犯们对自己的生活几乎没有控制权，因为他们被剥夺了自由。我的同事格林经常讲维克多·弗兰克尔（Victor Frankl）[1]的故事，他的故事令人振奋。弗兰克尔出生于奥地利，是一个犹太人，曾被纳粹囚禁在残酷的奥斯威辛集中营中。[25] 集

---

[1] 临床心理学家、存在—分析学说的领袖，他所发明的意义疗法是心理治疗的重要流派，对心理学界影响很大。该疗法帮助人们从生活中领悟到自己生命的意义，改变其人生观，进而使其面对现实，积极乐观地生活。

中营里的生活充满了可怕的身心折磨。囚犯们在骇人听闻的生活环境中，面临着进入毒气室的威胁，慢慢饿死。弗兰克尔亲眼看到他的几名家人被带到毒气室杀害。如果他像许多狱友一样完全放弃希望，是完全可以理解的。

入狱前，弗兰克尔是一名大学教授。被关押在集中营的时候，他想知道，如果他活下来了，关于这段在奥斯威辛的经历，他会教给学生些什么。他意识到，对于这段经历，如果日后想讲出积极的故事，在此时此刻就必须活出积极的样子。他开始创造一系列积极的记忆，这些记忆将来可能会用到。他唯一能控制的就是自己的态度和行为，所以他尽可能地帮助狱友们，和他们聊天，体谅他们，抓住每个机会向他们表示友好。他成为他人精神力量的来源，不仅鼓舞其他囚犯，也鼓舞了一些狱警。和斯托克代尔海军上将一样，弗兰克尔也计划着他出狱的那一天；他通过创造未来可能会用到的积极记忆，尽可能多地掌控自己的生活，这个过程孕育了乐观。他在残酷的现实和乐观之间寻找平衡。弗兰克尔说："一个人可能被剥夺一切，但有一样东西不行，那就是在任何环境下选择自己的态度和行为方式的自由，这是人类最后的自由。"

- 回忆一个让你感到压力或焦虑的情境，你做了什么来掌控局面？

....

....

....

....

- 实际上你能控制什么？（你有哪些才能、知识和经验来控制这种局面？有什么方法能让你更有影响力？）

....

....

....

....

- 你需要忽略什么？（哪些因素是由其他人控制的？）

....

....

....

....

- 你怎么改变对现状或他人的看法？（可以改变哪些消极情绪？）

....

....

....

....

小贴士：

1. 与他人交流你的看法。如果真的无法控制，我们可能做不了太多来直接影响事情的发展。发现掌控不了的时候，重要的是想到一些可能的选择，并对它们充分考虑、反复思考。和朋友或家人讨论，让他们帮助你检查那些看法和选择；你可能比想象中的更有控制力。

2. **重新定义成功**。与其用你无法控制的事物来定义成功，不如用你能控制的。对萝宾来说，成功并不是打赢一场官司——这应该由法官来决定——而是勇敢地面对尼克，这是萝宾能控制的。

3. **写下你为控制局面所做的一切**。如果你觉得已经做了所有能做的，就会更容易放手。

想象噩梦成真

有时我们面临的情况非常严峻、令人担忧，而我们几乎无法控制事情的发展。在这种情况下，我们需要考虑面对残酷的现实。

外科医生马西娅（Marcia）曾找我咨询，当时她正在接受渎职调查。马西娅用激光设备进行了一场手术，仪器发生了故障，病人被烧伤了，她正在起诉马西娅。马西娅非常担心在手术过程中再出现错误，因此有落入自我实现预言陷阱的风险。我让马西娅想象能发生的最坏的情况："想象噩梦成真，写一个应对这种情况的计划。"下一次咨询的时候，她告诉我：

> 最坏的情况是，我被取消执业资格。我不会进监狱，因为调查人员最多能证明事故的发生是因为疏忽，而不是故意做出鲁莽的行为。如果我被解雇了，我们不会挨饿；我丈夫是一名教师，虽然工资没有我高，但如果减少开支，我们仍然可以负担大部分开销。然后我会回到学校修法律课程。攻读医学学位时我很享受学习的过程，而且我一直对法律很感兴趣。我知道这需要几年的时间，但是如果能够成为一名律师，我将专门办理与医疗过失有关的法律案件……以我的背景，我想我会做得很好！

如果你像马西娅一样，面临着非常严峻又令人担忧的情况，试试这个练习：

- **可能发生的最糟糕的事情是什么？**

  ....

  ....

  ....

  ....

- **有什么后果？**

  ....

  ....

  ....

  ....

- **如果出现了最糟糕的后果，你有什么选择？**

  ....

  ....

．．

．．

● 你经历过哪些类似的情况，能够帮助你应对这些糟糕的后果？

．．

．．

．．

．．

● 你能寻求谁的支持与帮助？

．．

．．

．．

．．

小贴士：

想想尘埃落定时，你会讲什么样的故事。向弗兰克尔学习：一次挑战结束时，你希望如何描述自己的表现，从现在开始，就按照希望的表现去做。

宽恕的力量

在前面的章节里，我提到过，那些将注意力集中在自己无法控制的事情上的人，最终往往会指责他人，失去力量，把自己看作受害者。但是，当别人真的对我们造成了伤害，应该受到指责时，我们该如何放手呢？一种方法是利用宽恕的力量。

几年前，我给一位 30 出头的电工科林（Colin）做过咨询。他十几岁的时候，母亲离开了父亲，开始了一段新的恋情。科林继续和父亲生活在一起，他们相处得很好，然而在他 17 岁的时候，父亲遇到了索尼娅（Sonia）。不久后，他们决定结婚，索尼娅带着年幼的女儿搬了进来。

科林和索尼娅的关系很糟糕，他们经常吵架。最后，父亲让科林搬走。母亲的离开和父亲"把他赶出去"的经历让科林很容易感到压力、焦虑和抑郁。他把自己的心理问题归咎于他的父亲，这可能有点道理。科林回忆起自己的经历，仍然对父亲15年前做的事情耿耿于怀。从那以后，他就再没和父亲说过话，即使他们最近刚刚在一位亲戚的婚礼上见过面。科林说他经常开车经过父亲家，每次经过，他都会播放父亲让他离开家的那段消极记忆。

科林说："我永远也不会原谅我爸爸对我所做的一切。"他说这话的时候，我能看到他脑海中播放的痛苦画面。多年以后，科林仍然是他父亲所做的事情的受害者。我问科林，不原谅父亲是在惩罚谁。"当然是我爸爸，他再也不能和我说话了，这是他的损失。"我问还有谁在忍受这种行为带来的痛苦。科林沉默了一会儿，说："我。我想我父亲甚至不知道我每次开车经过他家时的感受，也没有想过我17岁那年，他对我做了什么。"

科林和我花了些时间讨论之前发生的事情，最后他发现与索尼娅的争吵有一部分是他自己的错。他还看到了父亲的恐惧，如果不让科林离开，他害怕索尼娅会走。而最重要的，也许是科林意识到，如果不原谅父亲，他仍然是多年前发生的这件事的受害者。科林在结束咨询时总结道：

> 我不能忘记发生在我身上的事情，存放那段记忆的DVD就放在图书馆后面，每当我经过那栋房子，大脑就开始播放那段记忆。我想我已经学会了释放痛苦和愤怒，我集中精力回忆与父亲的那些积极记忆，意识到他也只是一个凡人。显然我妈妈的离开让他很受伤，他害怕失去第二任妻子。我能理解他的做法，但我不完全认同。我还没有做好准备与他和解，但我迟早会这样做的，因为我不再觉得自己是一个受害者。

执着于对他人的愤怒和痛苦就像自己喝毒药，却期待另一个人会死。有时责备自己也会造成同样的伤害。

自责会产生内疚情绪，而焦虑症和抑郁症通常是由内疚引起的。哈里（Harry）为母亲在疗养院内去世感到悲伤和内疚。在进行死因调查时，验尸官指出，疗养院的工作人员未尽到护理义务；而哈利之前没有注意到。哈利是一名合格的护士，他认为自己本应该发现这家疗养院护理水平不足，而这加重了他的负罪感。（"强加责任"是9个思维谬误之一。）

　　哈利对自己的错误感到非常内疚和懊悔。幸运的是，通过咨询，他改变了看法。他发现，因为自己是一名护士，所以父亲和两个姐姐将联系疗养院工作人员的任务交给他。他的父亲尤其不愿意面对医疗问题。哈利曾向父亲和姐姐们强调母亲治疗中积极的部分，希望他们能保持乐观，因而没有注意到疗养院护理不周。同时，哈利忘记了自己也只是一个凡人；他是一名合格的护士，同时，他也是一个焦虑的儿子，为母亲的健康担心：在这种情况下，大多数人无法像往常一样清晰地思考。哈利无法以专业和客观的方式，像看自己患者的治疗计划一样看待母亲的治疗计划。最后，哈利终于能够原谅自己，他质疑了"强加责任"的思维谬误，这个思维谬误让他大脑中的过滤器只播放母亲临终前的消极记忆。

科林和哈利是很好的例子，他们改变了对过去发生的事情的看法。因为我们无法控制过去，所以我们必须努力从中吸取经验教训，然后放手。科林和哈利原谅了过去发生的事情，释放了每次回忆那些痛苦经历时感受到的消极情绪。

- 回想一个你觉得某个人应该因某件事而受到责备的情境：需要原谅谁？

  ....

  ....

  ....

  ....

- 需要原谅什么？

  ....

  ....

....

....

● 他做出这样的事还有可能是出于什么原因？

....

....

....

....

● 如果不原谅他，你要忍受什么痛苦？

....

....

....

....

● 这个人有什么优点？

....

....

....

....

- 做什么可以帮助你们和解？

....

....

....

....

- 你从这次经历中学到了什么？

....

....

....

....

小贴士：

1.**谨记基本归因错误**。这是最常犯的错误，即把责任推到别人身上而忽略了环境的压力。我举过马可·奥勒留的例子，他在解释人们的行为时考虑了他们所处的环境——人们在巨大的压力下往往会做出消极的行为。

2.**责人之前先自省**。回想一件你现在感到后悔的事情；希望有人能原谅你。谁都不是圣人，每个人都会犯错。

解决方案情结

我们已经知道，放下那些控制不了的事，把精力投入到我们能够控制的事情上，会让我们更加平衡，但为什么有时候会觉得放手那么艰难呢？一个原因是我们会沉迷于找到问题的解决方法。我的同事格林为它起了个名字：解决方案情结（solution fixation）。我们执着于为无解的问题寻找解决方案。这种执着加重了焦虑感，因为解决不了的问题强化了自己是失败者的想法。

莱斯莉（Lesley）焦虑了很多年。根源可以追溯到她的童年：她从来不知道父母会在她 12 岁那年离世，从那之后她和妹妹就在救助机构中长大。经过几次咨询，莱斯莉更加了解自己；但是，她仍然因为自己的焦虑而沮丧。她提到有一天，她邀请了一位朋友周末到家里吃饭："不知道为什么，朋友们一到我家，我就特别焦虑，但这种焦虑只持续一会儿，他们和我在一起待 15 分钟，我就不焦虑了。"很明显，莱斯莉的焦虑并不是针对这个朋友或这个特殊的场合：有人到她家时，她都会感到焦虑。"这太蠢了，我已经开始为周末而担心了，而今天才星期一！最终我会花几个小时的时间考虑，应该做些什么才能让这 15 分钟不焦虑。"莱斯莉花费了大量时间，想要解决自己的焦虑问题，而这件事给她带来的压力，比焦虑本身还大。

莱斯莉逐渐认识到，她的焦虑来源于艰难的童年生活，这种焦虑早已深深植根于心中了。焦虑已经成为她内在性格特点中相对稳定的部分。想清楚了这些，莱斯莉接受了焦虑的本来面目——15 分钟的中度不适，不值得花几个小时去解决。放弃寻找解决方案显著降低了莱斯莉的焦虑程度。

你喜欢自己的性格吗，有没有哪些不喜欢的方面？如果你学会了接受，而不是改变，会省去很多烦恼。

"第五步"的总结

在这一步中，我们的重点放在了控制可以控制的，忽略不能控制的。有时，我们会陷入让自己失去力量的陷阱，放弃得太早了，只要再多一点决心，就能够掌控结果。有时，我们无法控制结果，却因出了差错而责怪自己。正如歌中所唱的，"你可以计划一次美好的野餐，却不能控制天气"[1]。

知道我们能控制什么，忽略不能控制的，能够帮助我们更有效地分配精力，创造更多的积极记忆，更喜欢

---

[1] You can plan a pretty picnic but you can't control the weather, 出自 *Ms. Jackson*.

自己和这个世界。

控制和压力

我们的控制感越强，感受到的压力和焦虑越少。如果能放下那些控制不了的事情，即便控制感很弱，感受到的压力也很低。

选择和结果

要接受人们对自己的行为有选择权，我们所能做的只是控制自己的行为，影响他们的选择。

以平衡的角度看待控制

努力掌控能控制的事物会赋予我们力量。当自己削弱自己的力量时，我们会找借口、责怪他人。然而，我们需要平衡：不明白有些情况是我们无法控制的，会产生非理性的失败感。

想象噩梦成真

想象最坏的情况，写一个应对这种情况的计划。这个方法帮助我们看到，我们所掌控的比心里以为的多。

宽恕的力量

原谅别人、原谅自己有助于缓解痛苦和内疚的感觉。

解决方案情结

许多人执着于解决问题，却忽略了问题可能解决不了的事实。

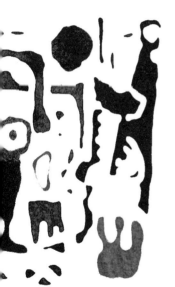

STEP 6

Learn how to move forward

第六步：

学习如何继续前进

许多来访者第一次找我咨询时会说，"我只想回到过去，成为原来的我"。掌握了我在前文介绍的方法之后，他们发现，他们需要继续前进，而不是退回到过去。但是，继续前进需要截然不同的思维方式。我们得冒一点险。

风险——神的货币

大多数受心理问题困扰的人都养成了造成不快乐的习惯：对威胁敏感、悲观、风险厌恶。商界有种说法：风险是神的货币，因为它能带来巨大的财富。然而，对威胁敏感的人无法在发生变化或出现不确定性因素的时候抓住机会。对他们来说，风险是天敌。继续前进意味着学着更加乐观，试着承担一些小风险。我指的不是那些让你陷入险境的风险，而是那些让你走出舒适区，帮助你成长的事情。

娱乐的重要性

压力和抑郁有两个方面，分别是消极的思维方式和缺乏娱乐活动，特别是自己喜欢的活动。不难看出这两者是如何共同作用，将人们带入消极的循环的。如果消极记忆不断进入显意识，我们会感到焦虑、自我怀疑、缺乏自信，不再参与那些让自己快乐的活动。重新参与这些活动是放下过去、继续前进的一种简单的方法。

开始用积极的心态思考后，参与一项你喜欢的活动。令人愉快的活动能够激活副交感神经系统，分泌血清素等神经递质，让你感觉良好。只要你觉得有趣，能给你成就感，参加什么活动都可以。大量研究（包括我的一些研究）表明，运动在减压方面效果显著；然而，如果参加的运动你不喜欢，则没什么效果。[26] 为了帮助来访者放下过去，继续前进，我让他们参加一项活动作为"家庭作业"，他们选择了各种各样的活动,包括园艺、弹钢琴、跳舞、骑马、阅读、游泳、散步、钓鱼、绘画。

有时人们因为厌恶感知风险[1]，而不愿意参与活动。埃莉诺告诉我,抑郁之前,她每周至少去三四次健身房。然而,当她努力解决儿子们的行为问题时,她对自己失去了信心。她担心自己精力不集中,跟不上动作,因此不再去健身房上有氧操课；她害怕自己看起来很傻。她以前喜欢去健身房的一个主要原因是运动能让她保持好身材,停止运动以后,她的体重增加了很多。

尽管我帮助埃莉诺打破了消极思维循环,但重新开始有氧操课的想法再一次让她敏感起来。"要是我记不住那些动作怎么办? 如果我出丑怎么办? 现在我长胖了,健身房里的人会怎么看我? "说服埃莉诺抓住机会、做她以前喜欢做的事情的过程,包括帮她克服威胁敏感性、悲观主义和风险厌恶情绪。她提出异议的时候,我告诉了她一句古话,这句话缓解了她的担心,她怕自己看起

---

[1] 感知风险是个人对情境风险的评价,即对情境不确定性可估计的概率和可控制的程度的评价。

来很傻。这句话是："如果知道别人很少考虑到我们，我们就不会担心他们怎么看自己。"如果有人看到埃莉诺在课上做错了动作，或者有人注意到她长胖了，那只是一个一闪而过的念头；我们不是别人世界的中心！做喜欢的事时，把注意力放在你的行为上，而不是担心其他人会有什么反应。

● **想想你有哪些想要继续或是一直想尝试的事情.**

....

....

....

....

● **你从哪里可以找到这些活动的信息？**

....

....

....

....

- **谁能提醒你挤出时间做这件事，或者谁能支持你，陪你一起做这件事？**

....

....

....

....

小贴士：

就做 10 分钟或者只试一次。 做 10 分钟，或者试一次，就算成功。去尝试一下。如果不喜欢，或者发现没有天赋，没关系，你试过了，你是成功的。如果这件事不行，清单上还有很多其他可以做的事情。

适度自私

抽出时间做自己喜欢的事情是"适度自私"，但是，把自己摆在第一位，做自己喜欢的事情，这种想法让很多人难以接受。飞机上广播的安全须知就是适度自私的例子："如果机舱压力下降，氧气面罩会从座椅上方自动脱落。请先戴好自己的面罩，再为和您一起、需要您照顾的人戴好面罩。"

在日常生活中，适度自私意味着，如果我们把自己的需求放在第一位，为自己赋能，他人也会从我们的正能量中受益。[27]既然偶尔抽出时间满足自己的需求对焦虑或抑郁的人有好处，为什么他们这么难做到？答案是"强加责任"的思维谬误引起的错位的负罪感。许多人认为，与其参加他们喜欢的活动，不如做一些其他的事情，比如工作或照顾家庭。

杰茜卡（Jessica）是一位单亲妈妈，找我咨询之前，她已经和抑郁症斗争好几个月了。她恢复得很快，我们讨论娱乐的重要性时，她回忆起许多年前她有多么喜欢骑马。我问她为什么不重新拾起这个爱好。她给了我一长串理由，从价格太高到没有足够的时间。但真正的原因是她把他人放在了自己前面。她的时间全花在了工作、照顾两个十几岁的孩子、做家务和帮助年迈的父亲上。讨论了适度自私后，杰茜卡同意把骑马当作家庭作业。

杰茜卡再来咨询的时候，她向我描述了星期六早上，她是怎么起床并告诉孩子们她要去骑几个小时的马的。去骑马的路上，她感到很内疚，她把时间花在了自己身上，这段时间她本应该做家务，给父亲买东西，或与孩子们在一起。但她想起我们讨论过的适度自私，于是放松下来，享受骑马的过程。回到家时，她发现自己对做家务、照顾老人、照顾孩子的不满少了很多，她精力充沛。把自己放在首位和骑马给杰茜卡赋能，让她重新充满了活力，增强了自信，提高了自尊。

另一个错位的负罪感的例子是，如果因为压力过大、焦虑或抑郁而不能工作，人们就不愿保持适度自私。他们觉得不应该做自己喜欢的事情，他们因为心理疾病离开了工作岗位，参加好玩的活动似乎是错误的。事实正好相反；参加有趣的活动是一种治疗方法，可以帮助人们恢复心理健康，重返工作岗位。

汤姆（Tom）因为急性焦虑症和惊恐发作，已经好几周没去上班了。他正在恢复期。我知道他热衷于自行车运动，随着病情好转，我建议他骑骑自行车。一开始他很高兴，后来却开始焦虑。"如果有人看到我骑自行车，告诉我的老板怎么办？"后来我们达成了一致，我会打电话给他的老板，告诉他汤姆的病情正在好转，骑自行车是治疗的一部分，可以帮助他彻底康复。

于是汤姆开始骑自行车了，不到两个星期，他就准备好重新回到工作岗位了。

- 如果你仍然不能把自己放在首位，不愿意花时间做喜欢的事情，想想是什么或者是谁在阻止你？

  ....

  ....

  ....

  ....

- 如果你适度自私，为自己赋能，谁能从中受益？他们将如何受益？

　　...

　　...

　　...

- 做自己喜欢的事情有什么积极的后果？如果不做，有什么消极后果？

　　...

　　...

　　...

　　...

筹划未来

　　能够保持适度自私，做自己喜欢的事情，这清楚地表明我们能够放下过去，继续前进。为了保持这种状态，我们必须考虑未来。最好的方法就是制定计划。如果你对威胁比较敏感，那么你很难让事情顺其自然地发生，或者等待机会出现，自然而然地抓住它们。

让事情自然发生要求我们迅速做出决定，看起来这比提前做好计划的风险要大得多。通过提前规划，我们减少了感知风险，适应了我们要去做某件事情的想法，所以看起来没那么可怕。制定计划包括创建关于未来的积极记忆，这意味着我们从期待中获得了乐趣，这是在自发决策中体会不到的。期待能减少消极想法；当我们努力应对面前的困难时，光明的未来有助于改善我们的情绪。

我自己的经验是，来访者，特别是那些抑郁的来访者，在情绪低落的时候，觉得没有任何值得期待的事情。他们的过滤器让他们看不到现在发生的任何积极的事情，因此他们也想象不出未来可能发生什么积极的事情。重置过滤器不仅让他们看到正在发生的积极的事情，也能帮助他们创造一个光明的未来。

有一个很好用的技巧是列一个值得期待的事情的清单，既可以列举简单的事情，也可以列出一些没那么容易完成的事情：度假、看孩子们玩耍、期待周末的假期、到乡下野餐、到剧场观看演出、约朋友一起吃饭、看烟火表演、攒钱坐热气球、钓鱼、带孩子们去主题公园玩、过圣诞节、庆祝生日，任何能让你开心的活动。

● **请写下明年你期待做的事情.**

··

··

··

··

小贴士：

1. **分享快乐。**问问你的家人和朋友，他们在接下来的一年里有什么期待——也许你可以趁这个机会与他们分享你清单上的事情。

2.写下来。 把这个清单记在日记、日历或记事本上。位置越醒目，越经常看到这些有趣的事，想到它们会在未来发生，你就越有可能从期待中受益。

制定工作计划

在社交方面计划一系列值得期待的事情能让我们期待未来。然而对大多数人来说，工作在生活中有着举足轻重的地位。因此，工作不顺利会导致压力和焦虑。

- **你对工作满意吗？**

   ....

- **工作中有哪些积极方面？**

   ....

   ....

   ....

- 工作中有哪些消极的部分?

  ....

  ....

  ....

  ....

- 工作对你的生活有哪些积极的影响?

  ....

  ....

  ....

  ....

- 工作对你的生活有哪些消极的影响?

  ....

  ....

  ....

  ....

有很多证据表明工作对我们有益。[28] 工作保证了我们的社会交往；安排了工作日的时间；让我们有成就感；由于有工作的对比，我们更加珍惜休息的时间；因工作受到表扬时，我们的自尊心得到了满足；当然，工作让我们有钱付账单！工作也是分散注意力的好办法，在工作中，大脑保持活跃的状态，如果正在因与工作无关的问题而困扰，工作能帮助我们停止播放消极记忆。但有时工作就是困扰我们的问题：14% 的劳动人口曾因工作压力太大而生病。

如果你因病不能工作，不管起因是什么，尽量在一段时间内重返工作岗位：离开的时间越长，越难恢复工作状态。你可能下定决心，想另找一份工作，但长期来看，因病离职对你没有帮助。我经常给来访者们讲德克兰·墨菲（Declan Murphy）的故事，他是一位才华横溢的职业骑师，在 20 世纪 90 年代多次参加全国狩猎比赛。在一次重要的比赛中，他的马跳过障碍物后摔倒了，德克兰头部受了重伤。医生认为，即使他活了下来，也会有脑损伤。几个月后，德克兰奇迹般地从伤病中恢复过来。

他继续工作，参加了一场比赛并获得了胜利……接着他退出了，不再做职业骑师，进入了另一个与赛马有关的行业，新的工作让他能够充分利用自己作为职业骑师的经验。

这个故事的寓意是，即使决定要换工作，重新回到工作岗位也是很重要的。德克兰这样做，获得的心理上的好处是，他以自己的方式退出了。他克服了因受伤产生的任何可能的风险厌恶情绪，证明了如果愿意，他可以继续参加比赛，但他选择了退出。

在一段时间内重新开始工作有很多好处，但如果你因为压力太大、焦虑或抑郁离开工作岗位超过三四周，慢慢让自己恢复状态也很重要。直接回到每周工作40小时的强度可能会让你再次因病休假，甚至比第一次休假的时间还要长。

如果你对自己的工作不满意，可以试试下面的练习，看看是否有什么可以改进的地方。

- 你的价值观和公司的价值观之间的差距大吗？
  公司对待员工好吗？

  ....

  ....

  ....

- 你的特质和工作所需的特质之间的差距大吗？
  参加工作以来，你换过工作吗？你每周花多少
  时间做你喜欢和真正擅长的事情？

  ....

  ....

  ....

  ....

- 你的风格和公司的管理风格匹配吗？你喜欢你
  经理的风格吗？如果你管理别人，他们喜欢你
  的管理风格吗？你能得到足够的支持吗？

  ....

  ....

....

....

- 为了解决工作中不尽如人意的方面，你做过什么，它们对你有什么影响？

....

....

....

....

- 你还能做些什么？你会在自己还能做点什么的时候，责怪别人吗？你有没有在无法控制的事情上浪费精力？

....

....

....

....

这些问题的答案可以帮助你制定计划，与能够帮助你的同事或领导聊聊你的不满。

破釜沉舟

令人惊讶的是，和老板聊天经常能让事情有所改善，但有时，做再多的调整也掩盖不了是时候做出改变了这个事实。同样的道理也适用于人际关系：虽然没有什么能够替代沟通，但偶尔我们需要采取更激进的行动。以"破釜沉舟"的方式离开一份工作或一段关系的想法听起来非常危险，而且，正如我们前面讨论的，风险是对威胁敏感的人的天敌。

"破釜沉舟"（burning our boats）这个词来自希腊和罗马的传说。将军们相信，命令士兵们烧毁船只，传达了不可能撤退和返航的信息，这使他们更加努力战斗。也许破釜沉舟是很好的前进方式，但我们怎么才能有信心采取如此激烈、有巨大潜在风险的行动呢？答案是提前规划。即使还有很长时间，我们也要下定决心，破釜沉舟，这会产生一种截然不同的、更积极的思维方式。我们做的计划和研究越多，破釜沉舟的风险越小。

来访者斯蒂芬（Stephen）因为极度焦虑来找我。他在社会服务机构工作，当时正在帮助一位老先生申请保障性住房。斯蒂芬是一个非常有原则的人。当地房屋部门拒绝了他客户的住房请求，为此，斯蒂芬非常生气。因为这个不公正的决定，也为了让他的客户得到需要的住所，盛怒之下，他故意在数据库中输入了一个错误的数据。第二天，他后悔了，改正了错误数据。遗憾的是，老板发现了这件事，已经在为纪律听证会做准备了。他被停了职，事件调查期间不能工作。

一想到可能会失去工作，斯蒂芬就彻底崩溃了。经过几次咨询，我们明显感到，他不像以前那样喜欢他的工作了。我们讨论了他未来的职业选择；斯蒂芬觉得，从长远来看，他希望能做更有意义的工作。他提到他想要成为一名老师，但没有信心辞职。他面临的另一个困难是，他的职业选择可能会受到纪律听证结果的影响，而纪律听证只有两个结果：处罚或开除。如果结果是处罚，无论是继续做现在的工作，还是离开社会服务机构去当一名老师，都不会对他的职业生涯有什么影响。但是如果结果是开除，他不仅会失去工作，在应聘做老师时也需要提到这一点。

纪律听证会的日期提前了 4 个星期，斯蒂芬几乎没有时间考虑他该做些什么。他必须知道自己有多想成为一名老师，同时估计被开除的概率有多大。如果被解雇的可能性很高，斯蒂芬可以做一个完全由自己控制的决定；他可以破釜沉舟，在纪律听证会之前辞职。当我提到这一点时，斯蒂芬很紧张。我建议他，如果从社会服务机构辞职是正确的选择，那么，事先计划、研究未来的路，会降低很多风险。那天的咨询结束时，斯蒂芬告诉我，他要再想想该怎么选择。

接下来的几周中，斯蒂芬做了大量调查。他发现，在本地大学里，教师培训只需要一年时间；他通过了面试，可以接受培训。他向工会代表打听纪律听证会可能的结果，工会代表认为他被解雇的可能性是 50%；斯蒂芬真的很担心，如果辞了职，接受了教师培训，却找不到兼职工作，他要怎样应对财务困难。斯蒂芬还研究了把房子租出去，和朋友一起住的可能性。可以用房租支付贷款，获得教师资格，成为一名全职教师后，再搬回家。纪律听证会前一周，我们进行最后一次咨询的时候，斯蒂芬告诉我他决定破釜沉舟。他准备辞职，按照计划开展新事业。

破釜沉舟不是鲁莽的冒险。大多数时候，我们不需要立刻做出决定；一般情况下，都有时间做计划。即便是上个例子中的斯蒂芬，也有几周的时间来做决定。经过计划、调查、征求意见、仔细思考，他做出了深思熟虑的决定。一旦决定了在未来的某个时刻采取破釜沉舟的做法，我们的状态一般会更好，即使我们暂时还处于与之前相同的环境中。

萝拉（Lola）是一位娴静的管理人员。她嫁给了一位零售经理，杰夫（Geoff）。他们有一个4岁的女儿，住在一所漂亮的房子里，但负债累累。杰夫很少做家务，照顾孩子的责任大部分都落在了萝拉的肩上。杰夫还有酗酒问题：大多数的晚上，他都会去酒吧待至少两个小时。回家时，他手里通常都拿着一瓶酒佐餐。萝拉说，他们在一起的时间并不多，每当他们和朋友或同事一起出去时，她都担心杰夫会喝醉，因为杰夫经常喝醉。在咨询的过程中，萝拉承认，结婚之前，她就知道杰夫酗酒，但没有意识到问题有这么严重。她经常叫他少喝点，但只坚持几天，他就又变成了老样子。

萝拉因此感到沮丧。她很难想象和杰夫在一起会有幸福的未来，但一想到要破釜沉舟，带着女儿离开，到别的地方生活，她就非常焦虑。萝拉觉得她的选择很有限。她决定和杰夫再试最后一次，看看他能否戒酒。她会和杰夫一起参加咨询，努力改善他们的关系。就像埃莉诺对儿子们一样，萝拉给了杰夫"选择和结果"。如果他不停止喝酒，萝拉会破釜沉舟，离开他。

接下来的几个月里，萝拉一直保持积极的态度，努力支持杰夫戒酒，与此同时，她开始制定破釜沉舟的计划，以防万一。她想出了偿还债务的办法，考虑如果离开，她和孩子要住在哪里，谁能帮忙照顾孩子。遗憾的是，杰夫拒绝戒酒，虽然他试着少喝点，但最终又变成了老样子。萝拉不得不面对残酷的事实，接受杰夫不会改变的事实。在家人的帮助下，她执行了破釜沉舟的计划，搬进了租来的房子。她能够管理好自己的资产，可以靠工资生活。不久，她发现，没有杰夫，生活压力小了很多。

如果你正面临一些困难的挑战，要应对这些挑战，可能需要使用风险更高的方法，采取更激进的行动，那么试试这个练习。

- 你想达到什么目标？请准确定义目标：提供的细节越多越好，为这个目标创建积极记忆，它看起来、听起来、感觉起来都是什么样的？

  ....

  ....

  ....

  ....

- 你想什么时候达到目标？给自己一个时间，这个时间不要太早，因为开始行动之前，你需要时间做充分的计划和调查，但也不要拖得太久．

....

....

- 半程里程碑：做完什么标志着你完成一半了？
  你如何检验自己的进度？

....

....

....

....

- 四分之一里程碑：什么时候能完成目标的四分
  之一？那时你需要完成什么来保证你做的事情
  在正轨上，能够按时完成一半？如何检验自己
  的进度？

....

....

....

● 这周你需要做什么？开始的时候，你可能需要做很多调查。列一个清单，写下能帮助你的人，上网查找信息，去读了解这个话题的人写的书。你掌握的信息越多，风险越小；就这个话题和越多的人讨论，越不会感到孤独。

....

....

....

....

小贴士：

1. 慢慢来。先计划一些生活上的小改变，然后慢慢发展为破釜沉舟。在你必须考虑改变生活的核心内容之前，你拥有比想象中更多的时间，除非你和斯蒂芬的境况相似。计划做出一些小改变可能只需要几个星期，但依然需要把计划分解成几个阶段，这很重要。

2. 规划你理想的生活。掌握了如何为生活中的小变化做计划后，想想两年后，你理想的生活是什么样的。你想住在哪里，做什么样的工作，怎样度过业余时间？要想过上这样的生活，在这两年中，在个人、事业和财务方面，你需要做出哪些改变？将它们分解成阶段小目标。

"第六步"的总结

这一步的重点是抓住机会成长，放下过去，继续前进。抓住机会、尝试不同的东西，这个过程中不可避免地会涉及风险。有时候，承担了风险却不一定能获得相应的收益，但如果你以行为来重新定义成功（至少你尝试过），生活会因经历了更多而变得更加丰富，信心和自尊会不断提高。

风险——神的货币

对威胁敏感的人不太可能冒险和抓住机会。

娱乐的重要性

抓住机会参与新活动或参加从前忽略的活动，是一种简单的放下过去、继续前进的方式，但需要克服风险厌恶心理。

适度自私

适度自私包括把自己的需求放在首位。为自己赋能，然后别人才能从你的正能量中受益。

筹划未来

继续前进包括憧憬未来和提前规划。

制定工作计划

一般来说，工作是有益的，能给我们带来很多好处。

破釜沉舟

有时，为了前进，我们需要采取激进的行动，破釜沉舟。提前计划可以减低风险。

在书的结尾，还有最后一点要提醒大家。请记住我在引言中所说的：这六步并不神奇，要有耐心。如果你已经在压力、焦虑或抑郁中熬了几个月、几年，那么在完全掌握这些方法、尝到甜头之前，你需要练习一段时间。一旦掌握了这些，你会发现生活变得更快乐了。

- **你从本书中学到的三个最有用的步骤是什么？**

....

....

....

总 结
Summary

希望通过了解克服压力、焦虑、抑郁的简单内容，你学会了从内心改变生活的六个步骤。结束之前，我来简要概括一下。

第一步——明白你不是一个人

面对生活中的挑战，感到压力和轻微的焦虑是正常的，甚至是健康的反应。如果我们花大量的时间思考消极的想法，就可能患上焦虑症和抑郁症。不幸的是，心理不健康已经成为一场 21 世纪的瘟疫，有相当一部分人遭受着心理问题的困扰。

第二步——了解消极心态是如何运作的

潜意识是储存记忆 DVD 的图书馆，显意识是 DVD

播放器。两者之间有一簇脑细胞，它们扮演着过滤器的角色，只允许它觉得合适的记忆通过。思维谬误，即消极的假设，让过滤器保持在固定的位置，只能注意到与我们担忧的问题有关的消极事件。

第三步——理解人为什么要接纳自己

到了二十五六岁，内在的性格特点（包括价值观、性格和风格）不会再有太大的改变。我们与客观世界（包括生活事件、创伤性事件和环境）互动的方式，决定了情绪。某些消极事件对每个人来说都很难处理。由于内在性格特点的不同，我们发现有些情况比其他情况更难处理；那些童年时接触到威胁敏感性事件，性格特点因此受到影响的人更难处理紧张的状况。

第四步——运用积极心态

运用积极心态的秘诀是养成质疑思维谬误的习惯，这样通过过滤器的积极记忆和消极记忆才能保持平衡。记住熟能生巧！

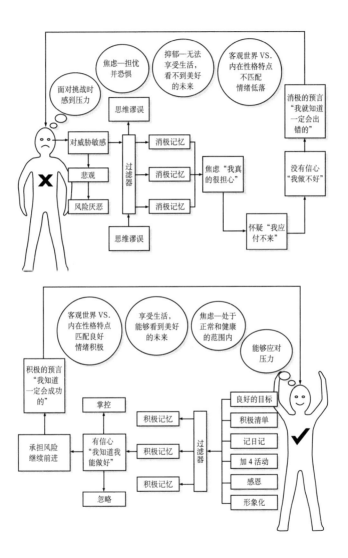

227

第五步——控制可以控制的，忽略不能控制的

知道如何把精力投入能控制的事情上，忽略那些不能控制的，这会让我们更积极。在本可以施加影响、做出改变时，轻易地放弃会让我们失去力量。然而，如果在无能为力的时候责怪自己未能阻止事情的发展，这就犯了个人化的思维谬误。

第六步——学习如何继续前进

一旦养成了积极思考的习惯，那么就是时候来积极地思考未来了。然而，继续前进需要承担适度的风险，这对对威胁敏感的人来说非常困难。我们可以承担一些合理的风险，规划一个更光明、更有意义的未来。

成就快乐的自己！

后记
Epilogue

海滩上的玻璃

生活不是安逸舒适的。每个人的生活中都会下点小雨。尽管经历了种种考验和磨难，生活依然是美好的。没有什么比海滩上的玻璃更能证明这一点了。

我出生在朴次茅斯（Portsmouth）市，小时候经常和哥哥姐姐一起在南海的沙滩上玩耍，度过了很多快乐的时光。南海海滩是一处卵石滩，每天，英吉利海峡的海水都无情地滚滚而来。

小时候，我们对形状各异的鹅卵石、贝壳，还有被潮水冲上岸的各种漂浮物很感兴趣。我得到的宝贵财富曾经是，现在依然是，海滩上的玻璃。有时玻璃瓶被冲到水面上，海浪把玻璃瓶拍打在鹅卵石上。经年累月，玻璃变成碎片，随着潮水的涨落与鹅卵石混拌在一起。

锋利的玻璃碎片被磨平了棱角，变得温润，上面布满了划痕——它从锋利的透明碎片变成了美丽的半透明玻璃卵石。

我相信这隐喻了我们要如何度过一生。一开始，我们就像锋利、透明的玻璃碎片，无数的生活经历就像是卵石，生活的潮水每天把我们拍打在卵石上。年复一年，这些经历在我们的身体和心灵上都留下了印记。有些经历是快乐的，有些经历是悲伤和痛苦的。我们的身上带着这些伤痕和笑纹，我们的心中永远铭刻着这些记忆。

我们每一个人，都像海滩上的玻璃，都是美丽又独一无二的。这一点看得越清楚，就越快乐、越充实。

最后，我为那些没有他人的帮助就无法过上幸福充实生活的儿童发出呼吁：

让孩子们活下去！（www.LetTheChildrenLive.org）

英国注册慈善机构　注册号　1013634

地址：英国诺福克郡沃尔辛厄姆 11 信箱

邮编：NR22 6EH

这些儿童被称为"一次性儿童"，他们生活在南美洲哥伦比亚城市的街道上和垃圾堆里，他们在这里生活，也在这里死去。这些野孩子年龄从六岁到十几岁不等，没有人疼爱他们，他们被遗弃、被殴打、被抢劫、被虐待、被强奸、被谋杀。

尽管哥伦比亚人大多都是善良慷慨的，但与可卡因交易有关的犯罪活动已经让这个国家很多像麦德林一样的城市跻身世界上最暴力的城市之列。在贫穷和肮脏的棚户区，家庭往往分崩离析，许多孩子独自一人流落街头。他们拼命活着，但他们很容易受到暴力和虐待。许多流浪儿童用吸胶毒来逃避痛苦、饥饿和孤独。

"让孩子们活下去"是一个注册的小型慈善机构，肩负着一项艰巨而重要的任务：拯救和改变尽可能多的流浪儿童的生活，防止其他儿童走上街头流浪。道理很简单，筹集到的资金越多，能接触到的孩子越多，被抛弃的流浪儿童越少。

这本书销售所得的一部分利润将用于支持"让孩子

们活下去"。如果每一个读过这本书的人都能为这项慈善事业做出贡献，我们就能让这些孩子的生活发生天翻地覆的改变。请奉献一份爱心，帮助这些儿童。让我们一起，拯救流浪儿童。

感谢您的善意。

瑞克

致谢
Acknowledgements

写作是一种相当孤独的消遣，几乎每位作者都得到了家人和朋友的帮助和支持。我也不例外。在此，非常感谢：

我的父亲，他花时间凭借丰富的阅历指点了他的男孩的工作成果。非常感谢他的评论。

我的妹妹亚历山德拉（Alexandra），我住在她位于法国南部的家中，并在那里完成了本书的部分内容。那里的食物、葡萄酒和氛围都非常有利于写作，难怪我不想回自己的家。

我的哥哥，牧师达米恩（Damien），他为本书的成功做了祷告（嗯，不利用家族关系是愚蠢的）。

我的妹妹乔茜（Josi），她帮助我看到，对某些人来说，生活是多么艰难，这是写这本书的过程中我学到的宝贵一课。

我的孩子山姆（Sam）、杰克（Jack）和玛莎（Martha），他们很善良，我这个老人的努力给他们留下了深刻的印象。

我的朋友苏·沃尔顿（Sue Wolton）、凯瑟琳·汤普森（Catherine Thompson）和罗西·赖利（Rosie Riley），他们慷慨地付出时间，一遍又一遍地阅读手稿。他们的建议对我非常有帮助，让我能够不断完善我的作品。

来自一世界出版公司（Oneworld）的朱丽叶·梅比（Juliet Mabey），尽管其他人都不看好，她对这个项目从未失去过信心。

编辑朱迪思·朗曼（Judith Longman），她的经验是无价的，感谢她的耐心和鼓励。

安·格兰德（Ann Grand），在最后的编辑中，他的润色使本书增色不少。

我的同事和朋友格林·莫里斯，感谢他提出的建设性意见，感谢他提出的穴居人戴夫、不会造成永久性伤害、解决方案情结等内容，感谢他总是陪我一起喝一两杯。

谢谢。

瑞克

注 释
Notes

引言

1   Yallom, ID (1985) *The Theory and Practice of Group Therapy*.
     New York: Basic Books.

第一步

2   UK Office for National Statistics (2000) *Psychiatric morbidity
     among adults living in private households in Great Britain*. London:
     HMSO.

3   Goldberg, D and Huxley, P (1992) *Common mental disorders: a
     biosocial model*. New York: Routledge.

4   *Diagnostic and Statistical Manual of Mental Disorders text version*
     (2000). Arlington, VA: American Psychiatric Association.

5   Marano. HE (1999). Depression: beyond serotonin. *Psychology
     Today*, March 1999.

6   US National Institute of Health Publication Number 00–4501 (1999
     reprinted 2000).

7   Schwartz, J (2004). Workplace Stress: Americans' Bugaboo. *New York Times*, September 5, p. D2.

8   Murakami, S, Otsuka, K, Kubo, Y, Shinagawa, M, Yamanaka, T, Ohkawa, S and Kitaura, Y (2004). Repeated ambulatory monitoring reveals a Monday morning surge in blood pressure in a community-dwelling population. *American Journal of Hypertension*, 17 (12) 1179.

9   Chartered Institute of Personnel and Development (2007). *New directions in managing employee absence*. London: Chartered Institute of Personnel and Development.

10   Health and Safety Executive (2007/2008). *Labour Force Survey*. London: HMSO.

11   Deeks, E (2000). Petrol shortage fuels tele-working mini-boom. *People Management Magazine* 28 September 2000.

12   UK Office for National Statistics (2010) London: HMSO.

13   WHO Annual Report (2001). *Mental health: new understanding, new hope*. Geneva: The World Health Organization.

第二步

14   Westbrook, D, Kennerley, H and Kirk, J (2008) *An introduction to Cognitive Behaviour Therapy*. London: Sage Publications.

15   Burns, D (1980) *Feeling good: the new mood therapy*. New York:

Avon Paperbacks.

第三步

16 Rath, T (2007) *Strength Finder 2.0*. New York: Gallup Press.

17 Rath, T and Clifton, D (2004) *How full is your bucket?* New York: Gallup Press.

18 Seligman, MEP and Schulman, P (1986) Explanatory style as a predictor of productivity and quitting among life insurance agents. *Journal of Personality and Social Psychology* Vol. 50 p. 832.

19 Jones, EE and Harris, VA (1967) The attribution of attitudes. *Journal of Experimental Social Psychology* Vol. 3 p. 1.

第四步

20 Bandler, R and Grinder, J (1975) T*he structure of magic*. New York: Science in Behaviour Books.

21 Fairweather, AK, Anstey, KJ, Rodgers, B and Butterworth, P (2006) Factors distinguishing suicide attempters from suicide ideators in a community sample: social issues and physical health problems. *Psychological Medicine* Vol. 36 p. 1235.

22 Seligman, MEP (2002) *Authentic Happiness: Using the new positive psychology to realise your potential for lasting fulfilment*, London: Nicholas Brealey Publishing.

第五步

23 Marmot, M (1994) Work and other factors influencing coronary health and sickness absence. *Work and Stress*, Vol. 8 p. 191.

24 Glasser, W (1998) *Choice Theory*. New York: Harper Perennial.

25 Frankl, V (1946) *Man's search for meaning*. New York: Washington Square Press.

第六步

26 Norris, RW, Carroll, D, Cochrane, R (1990) The effects of aerobic and anaerobic training on fitness, blood pressure and psychological well-being. *Journal of Psychosomatic Research* Vol. 34 p. 367.

27 Handy, C (1998) *The Hungry Spirit*. London: Arrow Books.

28 Wadell, G and Burton, AK (2006) *Is work good for your well-being? – an evidence review*. London: HMSO.